JN125275

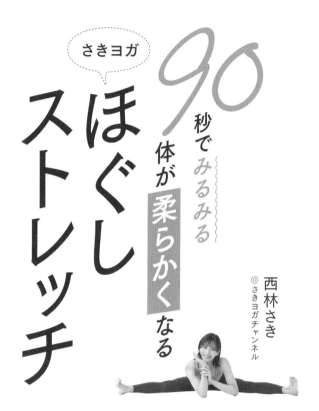

さきヨガ

90秒でみるみる

体が柔らかくなる

ほぐしストレッチ

西林さき
@さきヨガチャンネル

マイナビ

はじめに

こんにちは、ヨガインストラクターの西林さきです。
レッスンやYouTubeでさまざまなヨガポーズやストレッチを発信しています。

本書では、30秒間ストレッチをすることで体が変わり、生活の質を向上させる方法をお伝えします。
ヨガやストレッチに対して「難しそう」「体が硬いし、

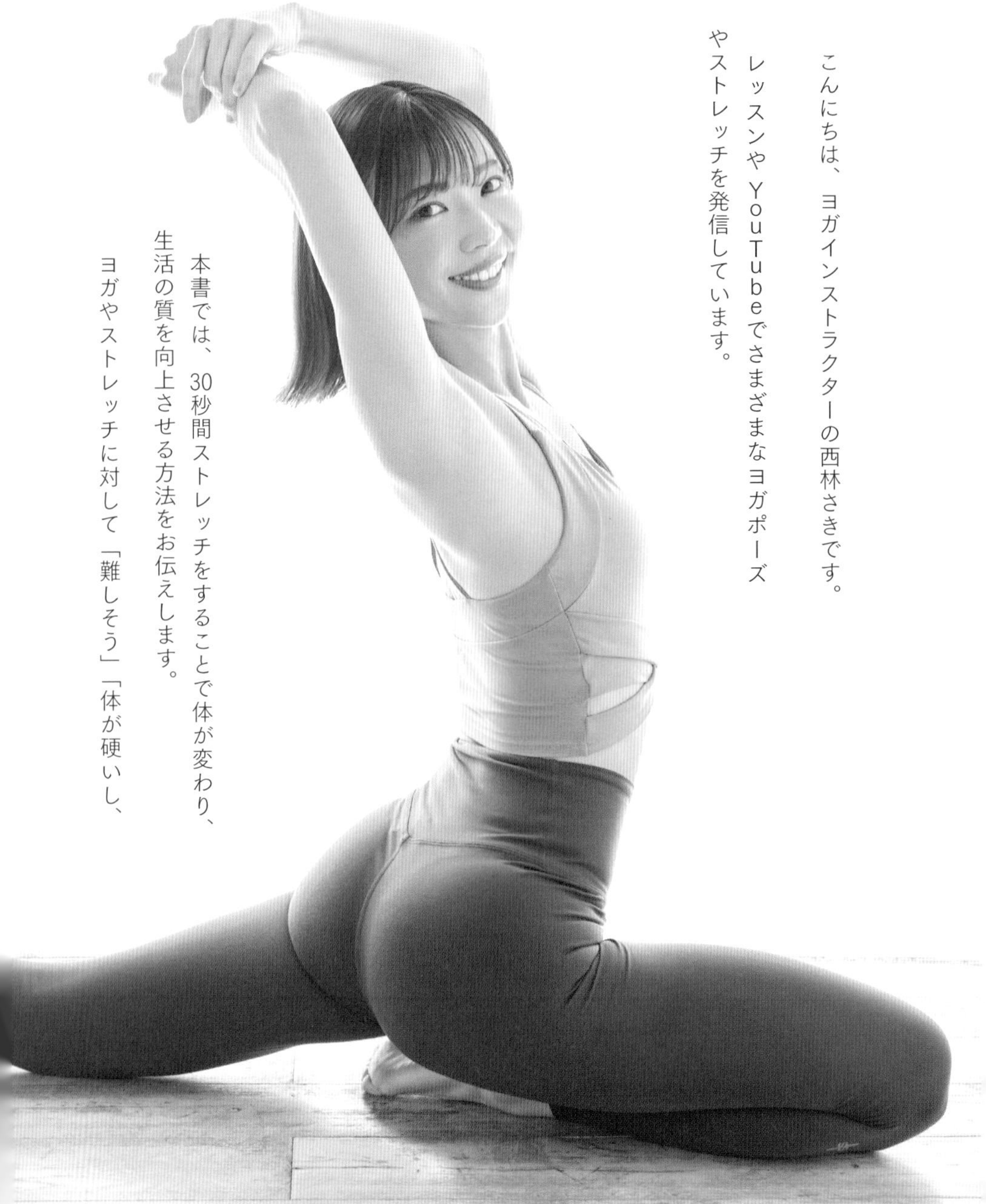

運動をあまりしないから、無理かも」と思われている方は多いと思います。

しかし、ヨガやストレッチは体の硬さや年齢に関わらず、ひとり一人のレベルに合わせて、内容を選ぶことができるのが大きな魅力です。

筋肉をストレッチすることで、凝り固まった体の血流が整い、関節の可動域が広がります。運動不足で硬い体が、以前よりもスムーズに動かせるようになります。

本書では、レッスンやYouTubeで紹介して、参加者から特に高評価をいただいたポーズで構成しました。

その中でも「1つが30秒でできる」「3ステップで体が柔らかくなる」ストレッチを厳選しています。

体が硬い人、運動不足の人にも自分のペースでできる、取り組みやすい内容になっています。

朝起きて、顔を洗い、歯磨きするように、ヨガやストレッチを習慣にする。みなさまの生活の一部に取り入れていただければ幸いです。

さあ、私と一緒にストレッチを始めてみましょう。

西林さき

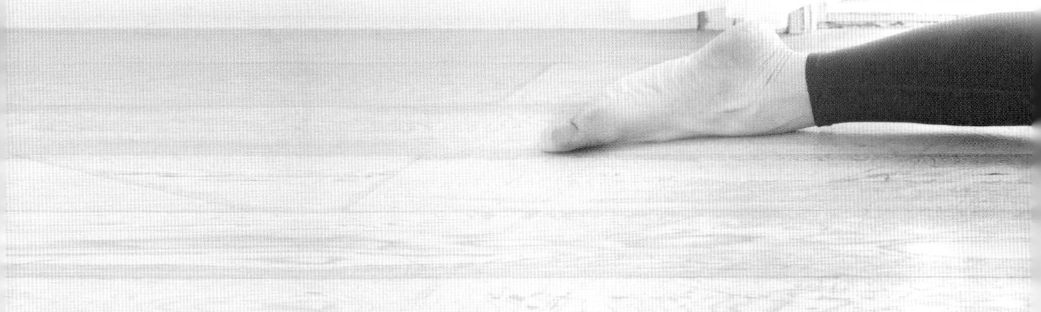

私のヒストリー
〜ヨガに出会って、体の使い方が初めてわかった。心も体も変わり始めた〜

私は体を動かす仕事をしていますが、実はもともと運動するのは好きではありませんでした。極力家の中でダラダラしていたいタイプなのです。

ただ、小学校1年生からジャズダンスは習っていて、体は割と柔らかいほうだったと思います。でもそれも体が動かすのが好きというより、みんなとコミュニケーションを取って踊るのが楽しかったという感じでした。なので、あまり筋肉のつき方や体のケアを考えず、やみくもに踊っていました。そうしていくうちに、ダンスをしているはずなのに、下半身が筋肉太りしてしまい…

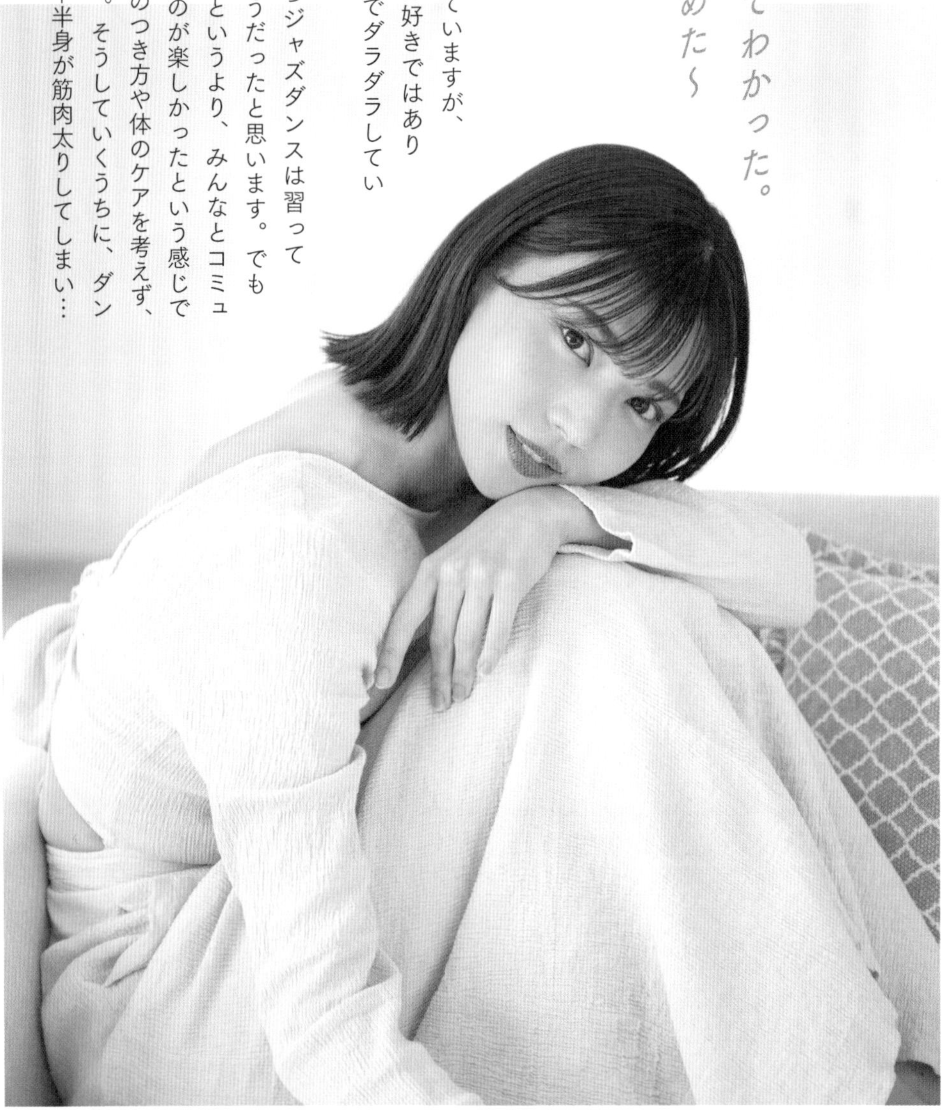

Before

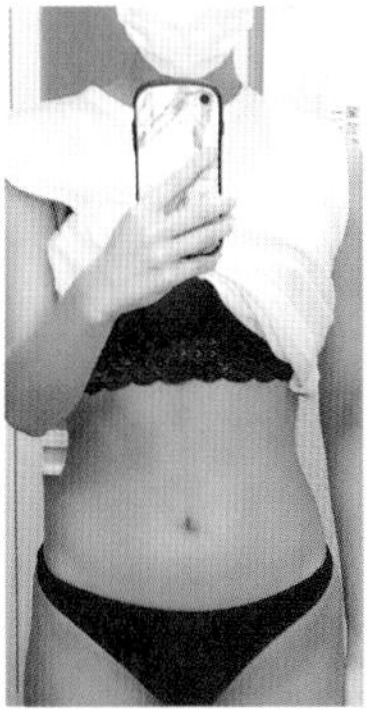

二の腕も太くて、くびれがなくて上半身も無駄なお肉がついていたと思います…

After

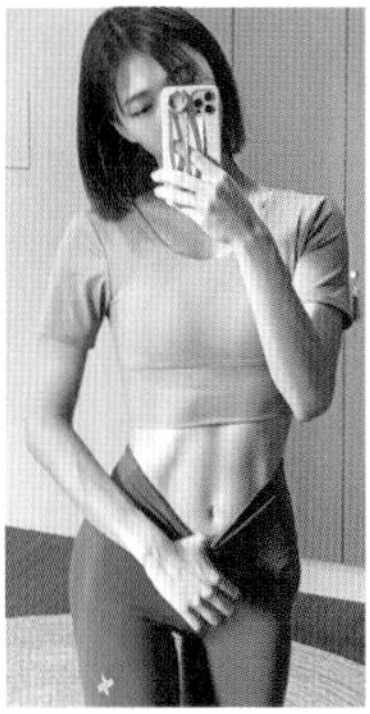

体にメリハリがつき、動きもスムーズになりました！

Before

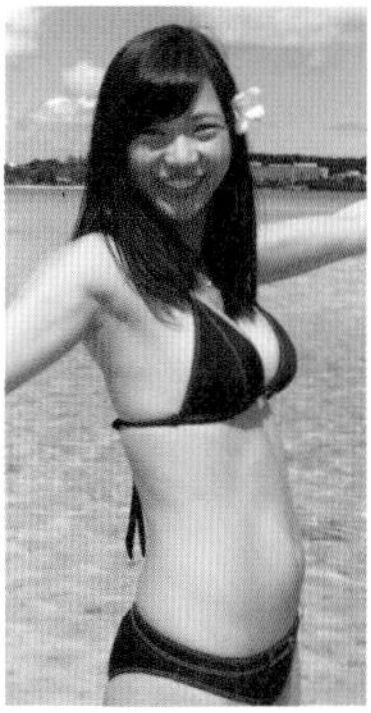

大学生の頃の私。お腹も出ていて太ももがパンパンでした。

After

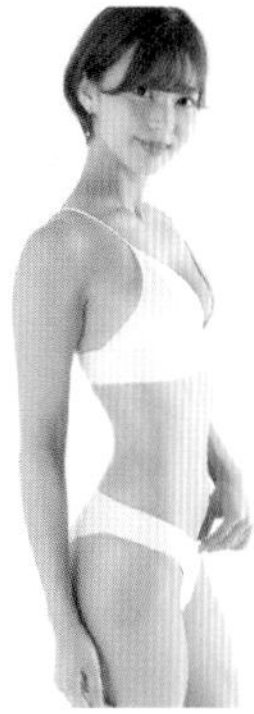

ヨガをするようになってウエストラインや下半身がすっきり。

これは今でも体型のコンプレックスになっています。
　そんな私とヨガとの出会いは大学4年生のとき、就職活動中にホットヨガの運営会社のブースを覗いたのがきっかけでした。
　それまでヨガはやったことがなかったのですが、ヨガ会社の温かな雰囲気に誘われて、体験レッスンに行くことに。ヨガをしていると気持ちよく、すっかりヨガが気に入った私はそこのスタジオの会員になり、レッスンを楽しむようになりました。
　そうこうしているうちにヨガの会社の内定をいただき、晴れてヨガインストラクターとして働くことになり、今に至ります。
　ヨガを始めたことで**3つの大きな変化**がありました。
　1つ目は肌質の改善です。私はもともとひどいアトピー性皮膚炎に悩まされていました。肌質が長年のコンプレックスでしたが、ヨガをするようになり、毎日水をしっかり飲むようになると、体の中の老廃物が自然に流れ出るようになりました。食べ物に気をつけるようになったこともあり、アトピーで悩んでいた肌が少しずつ改善されていきました。ヨガそのものというより、**ヨガによって意識と生活習慣が変わったこと**が大きかったと思っています。

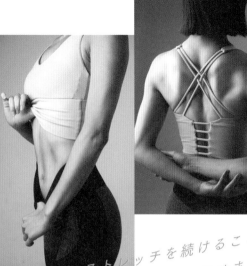

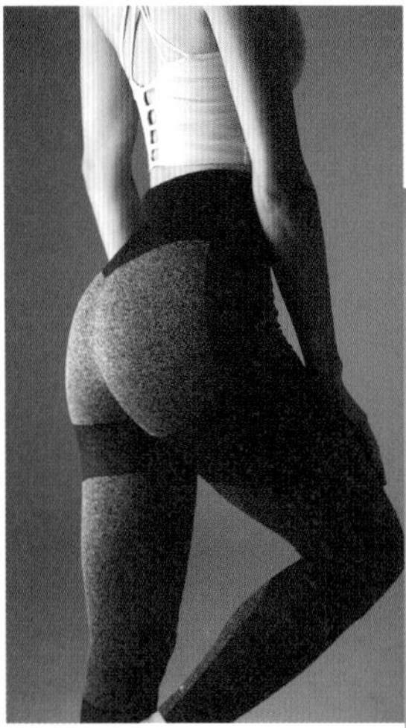

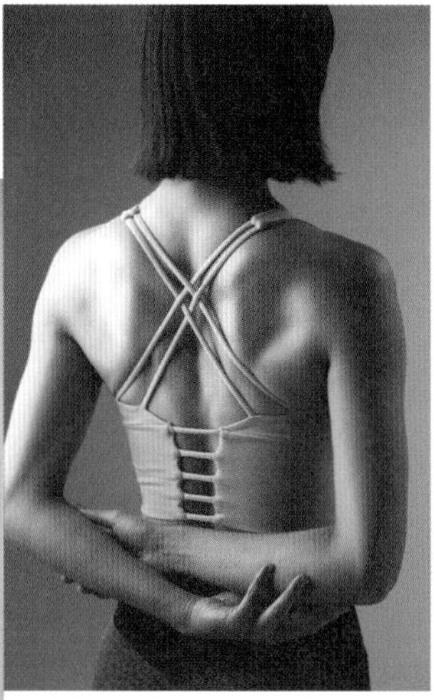

激しい筋トレをしなくても、ストレッチを続けることで
メリハリのあるボディを目指せます。

2つ目は、体型の変化です。

ダンスをやっていたときは、やみくもに体を動かしていただけで、筋肉や体の使い方について全く知識を持っていませんでした。そのため、使いやすいアウターマッスルばかり酷使して、インナーマッスルはないがしろにしていました。今振り返ると姿勢も悪かったと思います。

踊るために下半身の筋肉はよく使うのですが、アウターマッスルの前ももやすねを使いすぎて、脚がすっきりするどころかパンパンに張ってしまい、それがコンプレックスでした。

ヨガは深い呼吸と共にインナーマッスルを使って体を動かすので、アウターマッスルへの負担が少ない運動です。ヨガで筋肉や体の使い方をきちんと学んだことで、以前より、体がシャープになりました。さらに**肩コリや腰痛など、下手な筋肉の使い方からくる体の不調が軽減された**のも大きかったです。

最後の3つ目は**マインドの変化**です。

私はアトピー性皮膚炎のこともあり、自分に自信がなく自己肯定感が低いほうでした。体型のことにしても、どうしても他の人と比べて、落ち込んでしまうことも…。

しかしヨガと出会ってから、他人ではなく**自分の体と向き合う大切さ**を知りました。

「今日の体の状態は？」「今日の体調だとどれくらいなら動けるだろうか？」など、常に自分の体と対話して、体を動かすようになったのです。
そうすることで、**他人と比べるのではなく、自分と向き合って自分の弱さを受け止めることができるように。**
自分の感情の手綱を握ることができるようになりました。
今の自分にできることを少しずつしようと思えるようになったことは、肌質や体型の変化にも繋がっていると思います。
ヨガで全てが変わるとは言えませんし、生きていると当然つらいことがあります。
私も、心も体も疲弊してしまうことはあります。
そんなときでも、私は30秒でもいいからストレッチをします。体と対話して**自分を大切にする時間**が前に動き出す力になると思っているからです。

柔軟性のある体は一生もの

「柔軟性のある体」というと、バレエダンサーや体操選手をイメージしてしまうかもしれません。しかし、私は**快適に生活ができる範囲で筋肉が柔らかいことが大事**だと考えています。
普段の生活で１８０度開脚する必要はありませんが、上にある物を取るために腕を伸ばしたり、ちょっとした荷物を持つときに体全体で支えたりするときにその周辺の筋肉が柔らかいと動きがラクになります。
私たちの体には骨があり、骨同士を繋ぐ関節を動かすために関節をまたぐようについているのが筋肉です。**筋肉は動かさないと硬くなります。筋肉が硬くなると関節が動きづらくなり、**ケガの元にもなってしまうのです。
また、**筋肉は体に血液を送るポンプの役割**があるので、硬くなり血流が悪くなると、代謝が落ちたり、栄養の行き渡りがスムーズにいかなくなり、むくみや太りやすくなる原因にもなります。
なのでヨガやストレッチで少しでも筋肉をほぐして伸ばしておくと、体の不調やボディラインの崩れが改善していきます。
高額なエステやマッサージと違って、自分一人でどこでも簡単にできるのでコスパ最強。
柔軟性のある体こそ、体も心も健やかになる一生ものの財産なのです。

緩める　伸ばす　活性化させる

90秒・3stepで体が柔らかくなる「ほぐしストレッチ」とは？

硬くなった筋肉や関節をいきなり伸ばしてもすぐには柔らかくなりません。

筋肉は伸縮性のある細いゴムの筋線維が束になっており、筋膜というラップに巻かれています。

まずラップがピンと張ってしまっている状態を緩めたいので、step1は**マッサージで筋肉を緩めます。**

step2では、ラップごと筋線維を**伸ばします。**筋肉は伸ばすことで、弾力を取り戻します。縮みがちな部位は特にstep2が重要です。

step3では、**筋肉を活性化させます。**血流の良くなった筋肉を維持するためです。

各部位、この3step のストレッチすることで、体は徐々に柔らかくなっていきます。**「ほぐしストレッチ」は各step30秒なので全てやっても90秒。**各部位に効率よくアプローチできるプログラムになっていますので、お風呂上がりなどに気になる所からストレッチしてみてください。

90秒やるだけでも効果が実感できるはず。体の硬さチェックのポーズ（P.26）をストレッチ前後にやって違いを感じてみてください！

でもここで注意点があります。1日やっただけでは効果は持続しません。できるだけ毎日続けていただくことで、筋肉は柔らかい状態で定着し、しなやかな体へと変わっていきます。

自分のペースでOKなので、できるだけ継続してストレッチしましょう！

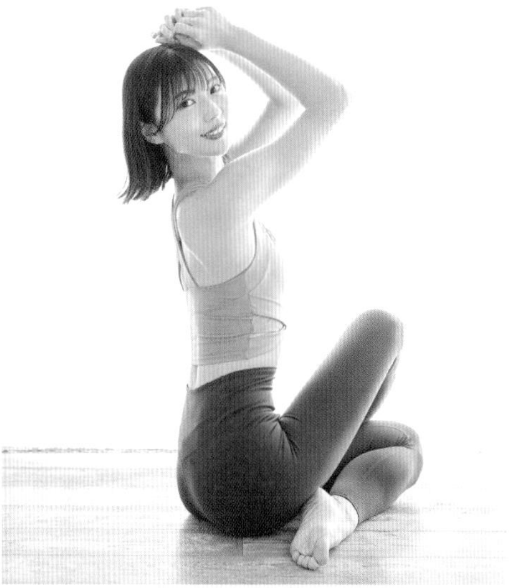

「ほぐしストレッチ」とは？

基本的には
緩める→伸ばす→活性化するの3stepですが、コリがちな部位は緩める、
縮みがちな部位は伸ばすを重点的に行うプログラムにしています。

30秒

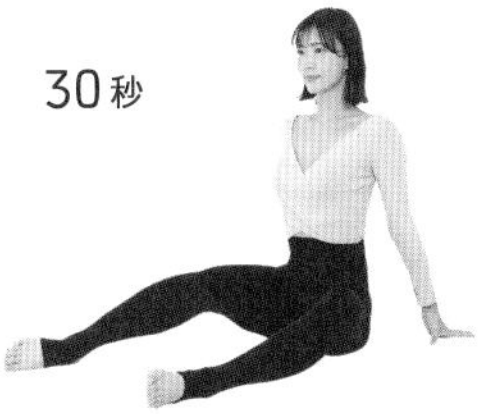

step 01 緩める

まずはマッサージや、簡単な動きで筋肉を緩めます。自分の体を触って行うので、体の硬さや状態を確認しましょう。

step 02 伸ばす

ストレッチして筋肉を伸ばします。ゆっくり呼吸しながら、体を伸ばすのがポイントです。はじめはポーズができなくてもOK。自分ができる範囲で伸ばしましょう。

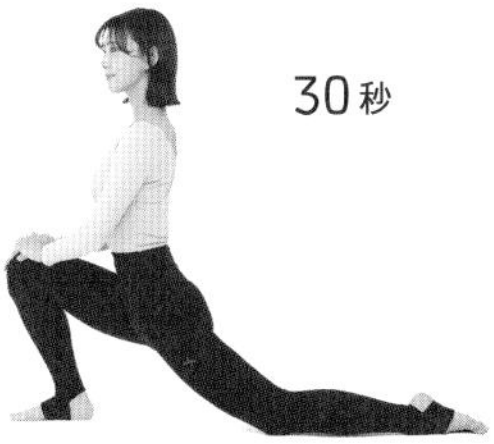

30秒

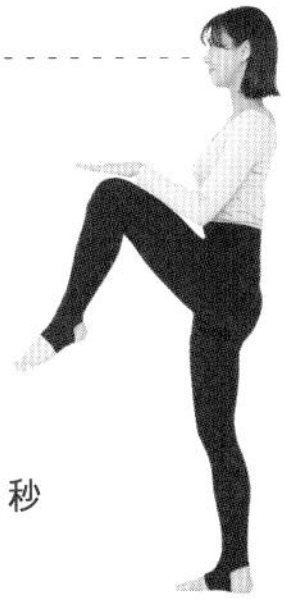

30秒

step 03 活性化させる

筋肉を動かして鍛えます。筋トレのようなきつい運動はありません。動かす筋肉を意識してエクササイズしましょう。

Before

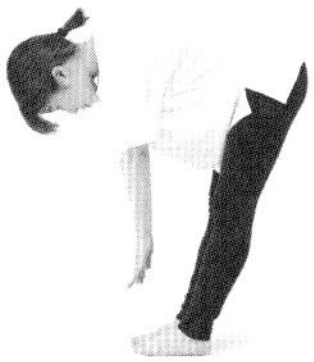

床に手がつかない…

→

90秒間
「ほぐしストレッチ」
すると

After

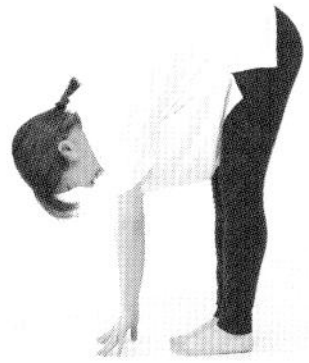

前屈ができた！

contents

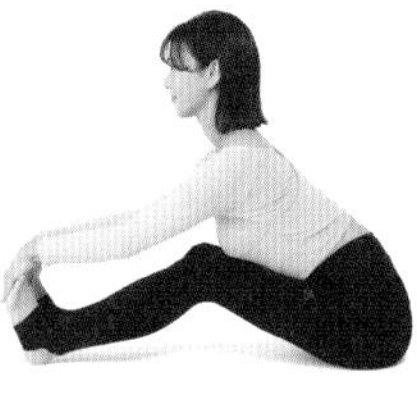

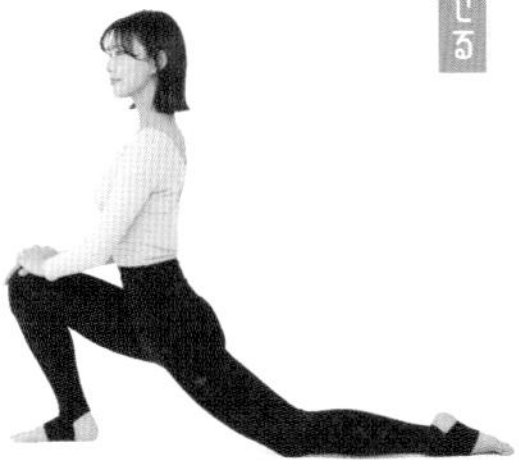

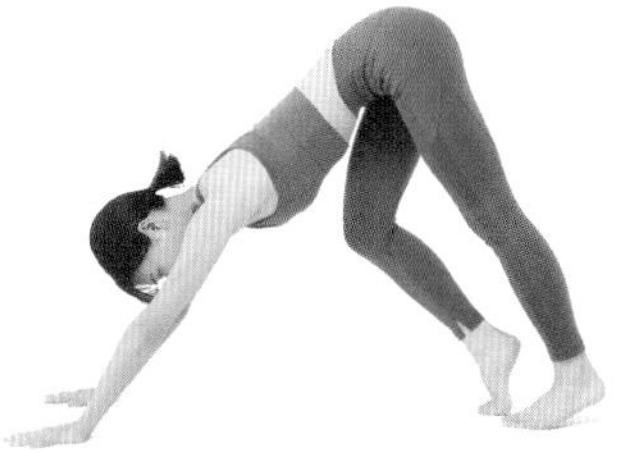

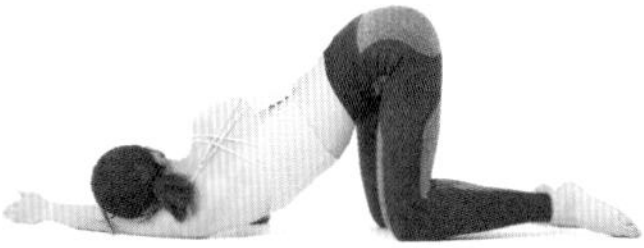

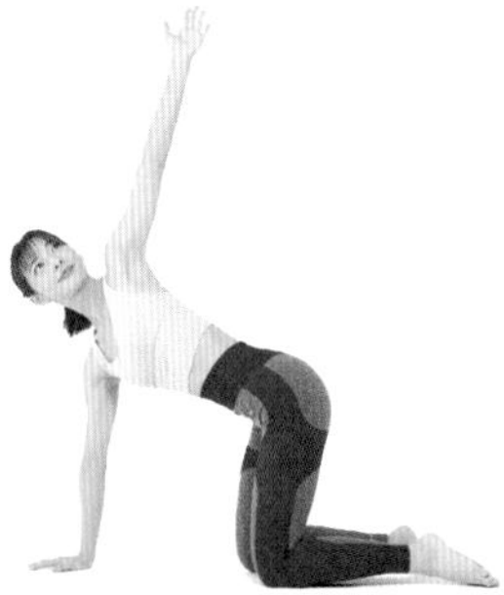

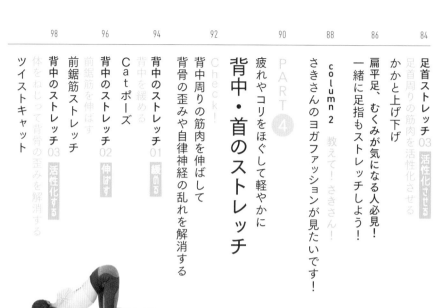

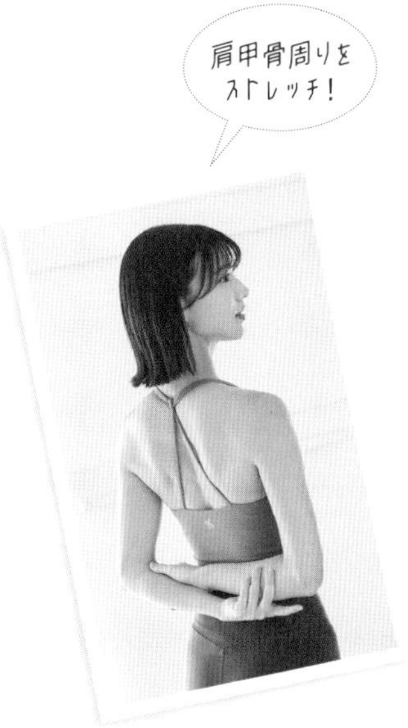
肩甲骨周りをストレッチ！

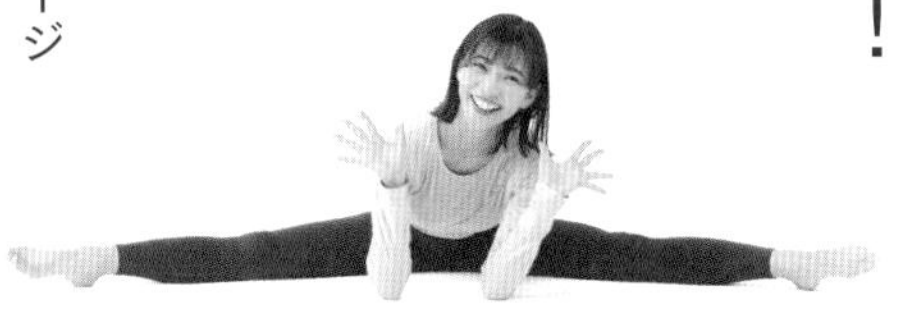

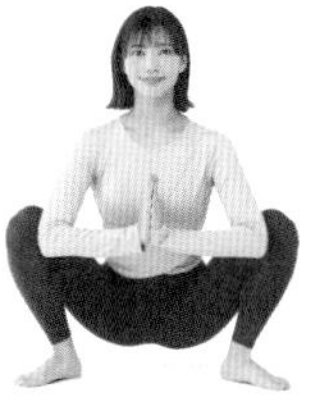

本書の使い方

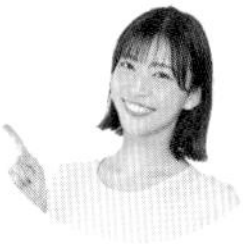

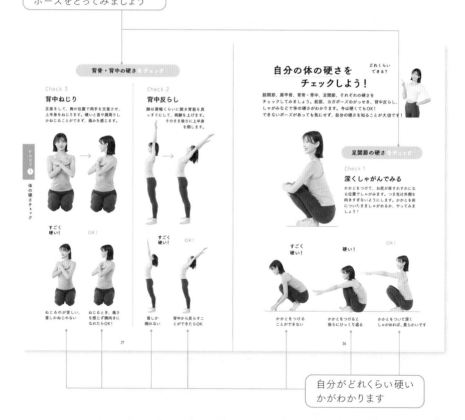

How to use this book

本書では、股関節周り、足関節周り、背骨・首、肩甲骨周りに分けて、
体が柔らかくなるストレッチを紹介しています。
まず体の硬さチェックページで自分の体の硬さをチェックし、
気になる部位からストレッチを始めましょう。
ストレッチページにはQRコードがあるので、動画でも動きを確認できます。

体の硬さチェックページ

それぞれの部位に合わせて、ポーズをとってみましょう

自分の体の硬さをチェックしよう！
どれくらいできる？
股関節、肩甲骨、背骨・背中、足関節、それぞれの硬さをチェックしてみましょう。前屈、ヨガポーズのがっせき、背中反らし、しゃがみなどで体の硬さがわかります。今は硬くてもOK！できないポーズがあっても気にせず、自分の硬さを知ることが大切です！
足関節の硬さをチェック
Check 1
深くしゃがんでみる
かかとをつけて、お尻が床すれすれになる位置でしゃがみます。つま先は外側を向きすぎないようにします。かかとを床についたまましゃがめるか、やってみましょう！
すごく硬い！
かかとをつけることができない
硬い！
かかとをつけると後ろにひっくり返る
OK！
かかとをついて深くしゃがめれば、柔らかいです
26
背骨・背中の硬さをチェック
Check 2
背中反らし
脚は肩幅くらいに開き背筋を真っすぐにして、両腕を上げます。そのまま後ろに上半身を倒します。
すごく硬い！
首しか倒れない
OK！
背中から反らすことができたらOK
Check 3
背中ねじり
正座をして、胸の位置で両手を交差させ、上半身をねじります。硬いと首や肩周りしかねじることができず、痛みを感じます。
すごく硬い！
ねじるのが苦しい、首しかねじれない
OK！
ねじるとき、痛さを感じず横向きになれたらOK！
PART 1
体の硬さチェック
27

自分がどれくらい硬いかがわかります

ほぐしストレッチページ

スマートフォンや
タブレットでQRコードを
読み取ると、ストレッチ動画
を見ることができます

ストレッチのNGな動き方、
ポイント、初心者向け、
上級者向けのストレッチ方法
を紹介しています

3stepの中で
どんなことを行うのかが
一目でわかります

ストレッチ
の時間

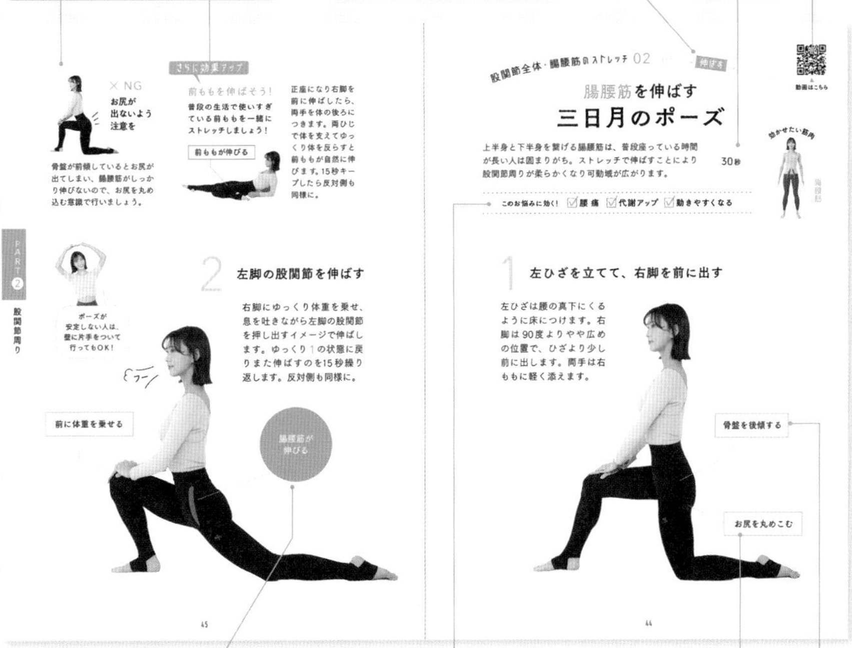

股関節全体・腸腰筋のストレッチ 02
伸ばす
動画はこちら
腸腰筋を伸ばす
三日月のポーズ
上半身と下半身を繋げる腸腰筋は、普段座っている時間が長い人は固まりがち。ストレッチで伸ばすことにより股関節周りが柔らかくなり可動域が広がります。
30秒
効かせたい筋肉
腸腰筋
このお悩みに効く! 腰痛 代謝アップ 動きやすくなる
1 左ひざを立てて、右脚を前に出す
左ひざは腰の真下にくるように床につけます。右脚は90度よりやや広めの位置で、ひざより少し前に出します。両手は右ももに軽く添えます。
骨盤を後傾する
お尻を丸めこむ
44
× NG
お尻が出ないよう注意を
骨盤が前傾しているとお尻が出てしまい、腸腰筋がしっかり伸びないので、お尻を丸め込む意識で行いましょう。
さらに効果アップ
前ももを伸ばそう!
普段の生活で使いすぎている前ももを一緒にストレッチしましょう!
前ももが伸びる
正座になり右脚を前に伸ばしたら、両手を体の後ろにつきます。両ひじで体を支えてゆっくり体を反らすと前ももが自然に伸びます。15秒キープしたら反対側も同様に。
PART 2
股関節周り
ポーズが安定しない人は、壁に片手をついて行ってもOK!
2 左脚の股関節を伸ばす
右脚にゆっくり体重を乗せ、息を吐きながら左脚の股関節を押し出すイメージで伸ばします。ゆっくり1の状態に戻りまた伸ばすのを15秒繰り返します。反対側も同様に。
フー
前に体重を乗せる
腸腰筋が伸びる
45

体の動かし方、
呼吸の仕方のポイント、
動きによってどこに
効くのかを確認できます

肩コリ、腰痛、むくみ、
下腹ぽっこり、美脚など、どんなお悩みに
効果的なのかチェック

どの辺りを動かすと
いいのかがわかります

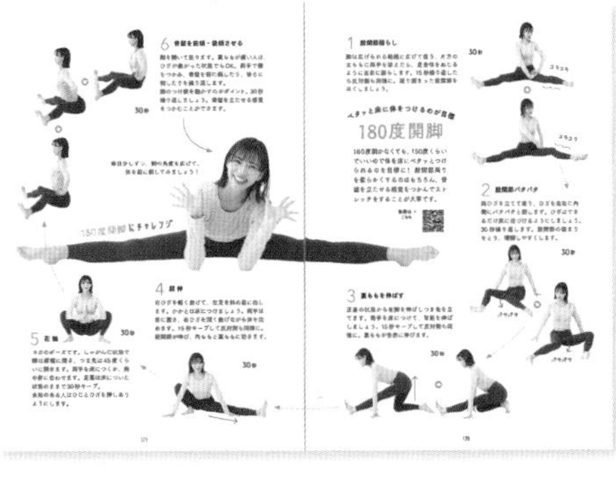

180度開脚
180度開脚にチャレンジ

夢のポーズにチャレンジページ

順番に体をほぐして、
夢のポーズにチャレンジ!

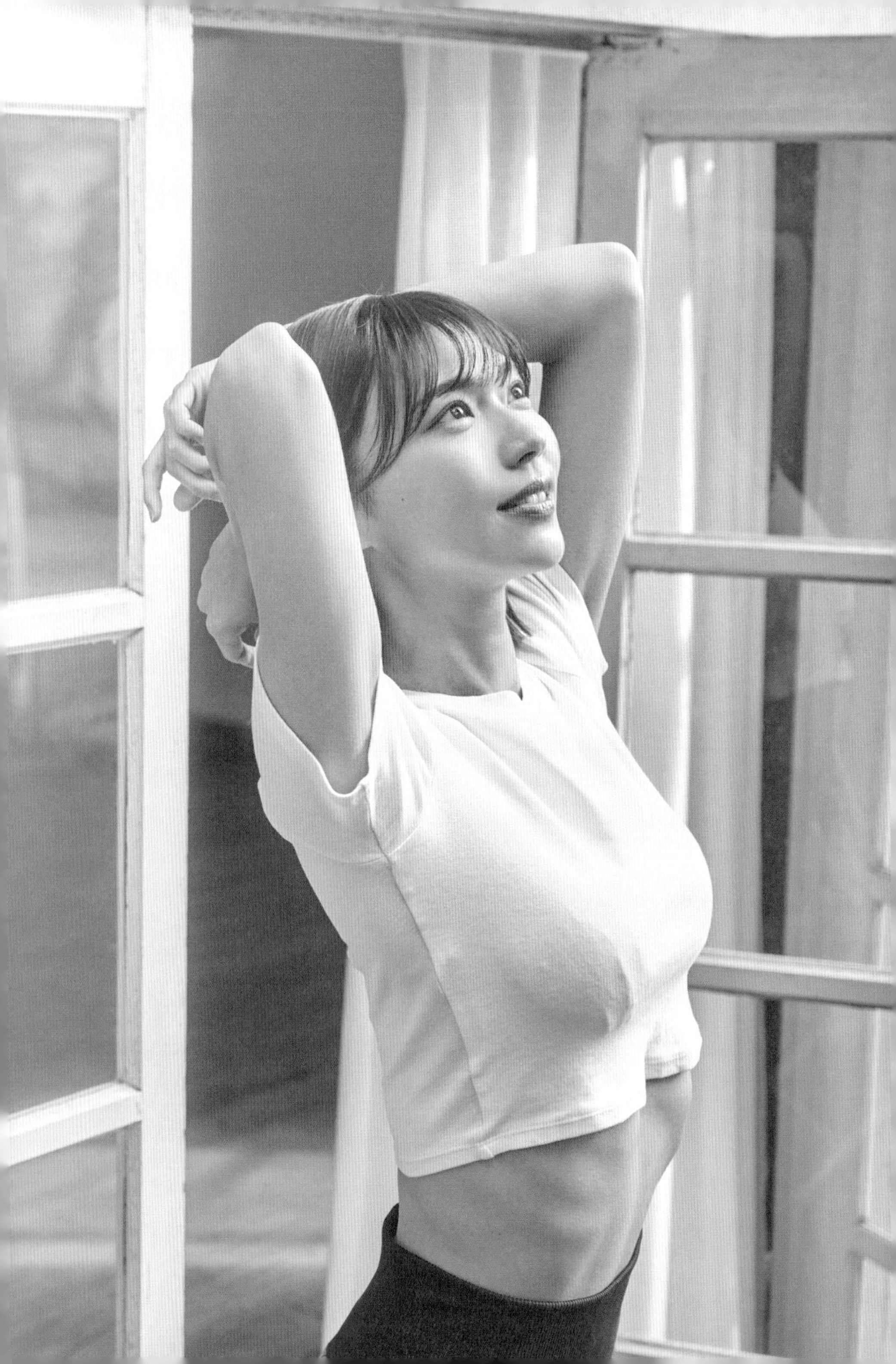

PART 1

前屈、開脚、背中そらし…どこまでできる？

自分の体の硬さをチェックしてみよう！

「ほぐしストレッチ」をする前にまずは硬くなりやすい部位を知ると同時に体の硬さをチェックしましょう。背中をそらす、腕を上げるなど何気ない動きで、体の硬さがわかります！
硬くて動きが全然できなくてもOK！
まずは自分の体を知ることが重要です！
また、普段の姿勢もチェックしましょう。普通に立っているつもりでも、背中が丸くなったり、お尻が出ていたり、顎を前に突き出していたりしていませんか？
正しい姿勢を心がけるだけでも、筋肉が正しく伸び縮みするので、柔らかい体を手に入れる近道になります。
体の硬さと共にチェックしてみてください。

チェックあること

- ☑ 体で硬くなりやすい部位をチェック
- ☑ 自分の体の硬さをチェック
- ☑ 普段の姿勢をチェック

なぜ、体が硬くなってしまうのか？

私のヨガレッスンでも、生徒さんから「生まれつき、体が硬いんです」「歳のせいで体が硬いんです」という声を聞きます。しかし生まれつき体が硬い人はおらず、加齢だけが原因で体が硬くなることもありません。

体が硬くなる原因は主に2つ。

1つ目は、体を動かさないことによって、筋肉が衰え萎縮してしまうことです。

これは単にランニングや激しい運動が必要ということではありません。現代社会は、ほんの10年前と比べても日常生活で歩いたり動いたりすることが少なくなり、筋肉を動かす機会が減ってしまいました。

筋肉は動くときに、伸びたり縮んだりしますが、動かさないと筋肉は硬くなり、体の可動域は狭くなります。可動域が狭くなると、筋肉が伸び縮みしなくなっていくので、さらに体が硬くなる悪循環を招きます。

2つ目は筋肉の緊張です。デスクワークやスマホの操作など長時間同じ姿勢でいると、筋肉はその姿勢を保持しようとずっと緊張状態になり、疲労してしまいます。ずっと座った状態から、急に立ち上がろうとするときに腰にコリを感じるのは筋肉が疲労しているからです。

他にも病気やケガの影響で、体を動かすことができず、筋肉が硬くなってしまうこともありますが、体が硬くなるのは日常生活の運動不足や長時間同じ姿勢でいることが原因のほとんど。ストレッチで筋肉をほぐして筋肉の萎縮や緊張を解きほぐしていきましょう。

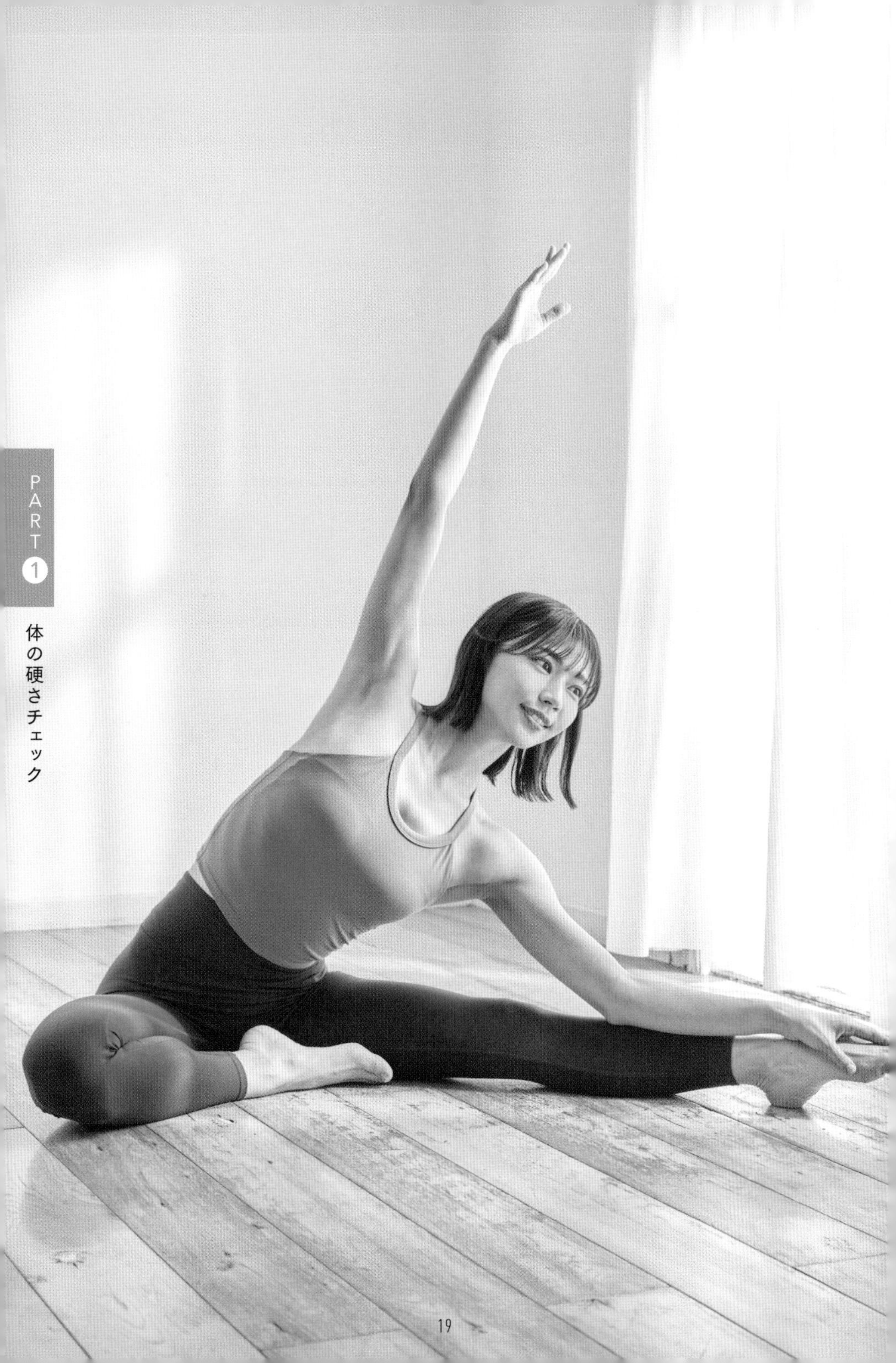

体が硬いと
体の不調やボディラインの崩れに繋がる

体が硬いということは簡単に言うと筋肉が衰えている状態です。

筋肉には体内に血液を送り出すポンプのような役割があります。その筋肉が硬くなると、血液や老廃物を回収するリンパ液が滞り、栄養などが体中にスムーズに行き渡らなくなります。そのことによって、疲れが取れにくくなったり、肩コリ・腰痛などの体の痛みや不調を招いてしまいます。

体の硬さは、体を動かすときにも影響を及ぼします。柔らかい体なら、普段の動きがスムーズにでき体に負担がかかりにくいのですが、柔軟性がないと、本来とは別の部位に負担がかかってしまい、ケガをしてしまうだけでなく、一部の筋肉だけが発達してボディラインの崩れにも繋がります。また、別の部位に負担がかかり続けることで、姿勢が悪くなり、猫背や反り腰、巻き肩などの原因になることも。

さらに、体が硬いと当然、体の可動域は狭くなります。日常動作が小さくなるので、代謝が下がり、どうしても太りやすい体に。

姿勢も悪いので、猫背で下腹がぽっこりしていたり、バストが下がったりなどのお悩みも…。

このように、体の硬さはさまざまな不調やボディラインの崩れの原因になります。

毎日少しずつでも体をほぐすと、肩や腰のコリが改善され、すっきりした体になります。

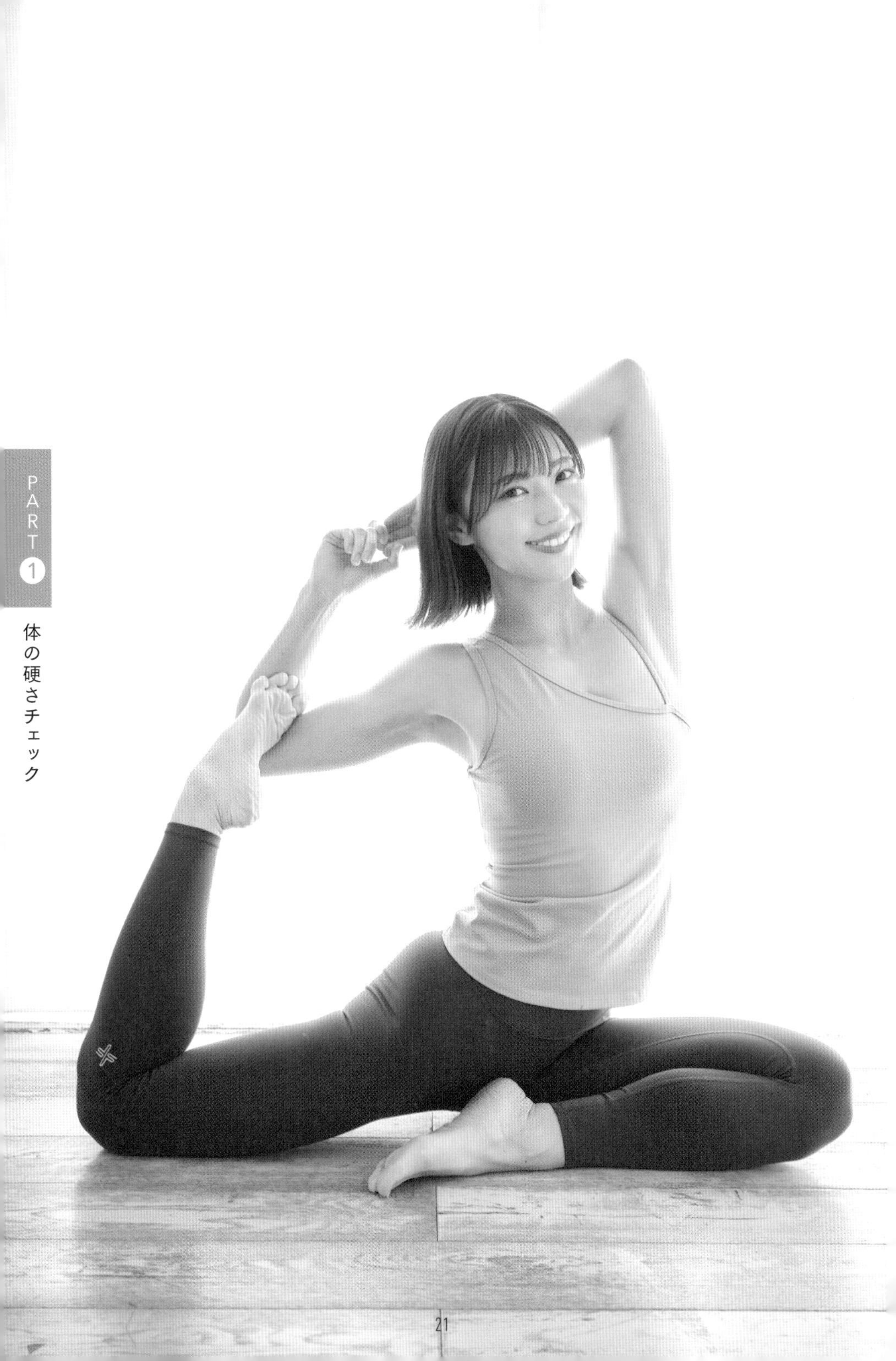

股関節、肩甲骨、背骨周り etc.

硬くなりがちな部位をチェック

P.26の硬さチェックをする前に、体のどんな場所が硬くなりやすいか、確認しましょう。たくさんの筋肉が付着している関節や普段あまり動かさないお尻部分も実は硬くなりやすいのです。

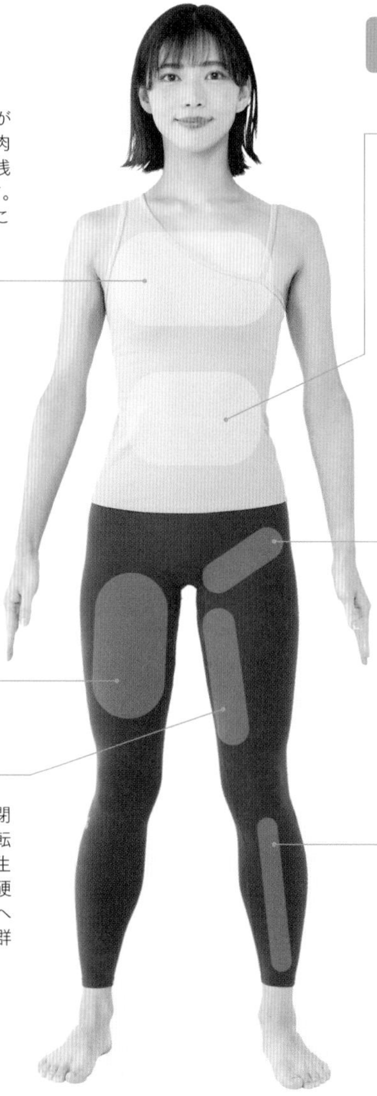

前側

胸周り

デスクワークで緊張状態が続くなどが原因で胸の筋肉は縮みがちです。呼吸が浅くなる原因にもなります。バストが下がってしまうことも。

お腹周り

お腹には腹斜筋（ふくしゃきん）、腹横筋（ふくおうきん）などインナーマッスルが多くあります。猫背だったり、ただ座っている時間が長かったりするとお腹の筋肉が使われず硬くなります。腹筋が硬いと、腰痛などの原因にも。また下腹がぽっこりする、くびれができないなどボディラインの崩れにも繋がります。

太もも

太ももにはアウターマッスルの大腿四頭筋（だいたいしとうきん）があります。内ももや裏ももの筋肉が硬い人は、大腿四頭筋ががんばりすぎで張ってしまっています。しっかり伸ばしましょう。

股関節

脚のつけ根にあり、骨盤と大腿骨（だいたいこつ）を繋ぐ関節。姿勢保持に使います。周りにたくさんの筋肉がついているため、動かしていないと、多くの筋肉が硬くなってしまいます。

内もも

太ももの内側には、脚を閉じるときに使う筋肉の内転筋群があります。普段の生活であまり使わないため硬くなりがち。太ももが横へ広がっている人は内転筋群が硬くなっています。

すね

足首を曲げたり、動かしたりするときに使う部分です。たくさん歩くと疲れやすい部位。使いすぎて疲れやすくなっているので、緩めることがポイントです。

背面側

首周り

重い頭を支えており、背骨周りとも繋がっている首の筋肉。スマホの見すぎで、横から見ると頭が肩より前に出ているストレートネックになりがち。スマホをよく使う現代人に多いパターンです。

背骨周り

長時間のデスクワーク、運動不足、寝不足などによって背中が張ってつらいということはありませんか？　筋肉が常に緊張状態にある背骨周りの筋肉は硬くなりがち。背骨の歪みの原因にもなります。

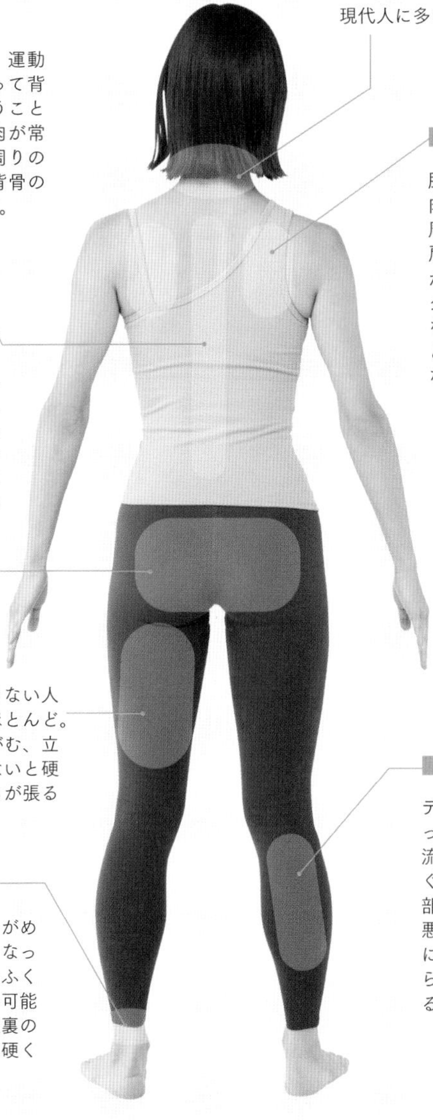

肩甲骨周り

股関節同様に多くの筋肉がついている肩甲骨周り。硬くなることで、肩や腕、背中の可動域が狭くなります。デスクワークなどで上半身をあまり動かさないことが肩甲骨周りが硬くなる原因です。

お尻周り

座っている状態が長いとお尻がつぶれてしまい、硬くなってしまいます。垂れ尻になったり太ももの境目がなくなったりなど、ボディラインの崩れにも繋がります。

裏もも

前屈や180度開脚ができない人は裏ももが硬いことがほとんど。階段の上り下り、しゃがむ、立ち上がる動作などをしないと硬くなってしまい、太ももが張る原因にもなります。

ふくらはぎ

デスクワークなどでずっと座っていると、血流が滞ってしまい、すぐに硬くなってしまう部位。リンパの流れが悪くなるので、むくみにも繋がります。ふくらはぎがパンパンになるのはこのせいです。

足首

かかとをつけて深くしゃがめない人は足首周りが硬くなっています。足首が硬いとふくらはぎも硬くなっている可能性が高め。運動不足や足裏のアーチが崩れている人は硬くなりがちです。

体の硬さを取るためには、股関節、足関節、背骨、肩甲骨を重点的にほぐす

体の柔軟性を取り戻すためには、まずは一度に多くの筋肉をほぐすことができる部位から始めましょう。どうせやるなら、たくさんの筋肉に刺激を与えることができたほうがいいので、「ほぐしストレッチ」ではたくさんの筋肉が付着している、「**股関節**」「**足関節**」「**背骨**」「**肩甲骨**」を重点的に、ストレッチしていきます。

「**股関節**」は脚のつけ根にあり、上体と脚を繋ぐ部位です。脚を前後左右に動かしたり、回旋させたりする動きをしますが、大きな筋肉が付着しているため、ここが硬くなると代謝が落ちてしまいます。太ももが張ったりする原因も股関節です。

「**足関節**」は、周囲を多くの靭帯に囲まれていて、歩くときの衝撃や負担がかかる部位。硬くなるとケガをしやすくなるだけでなく、ふくらはぎの血流ポンプ作用が弱くなりむくみや冷え性などの不調の原因になります。

「**背骨**」は首から腰まで繋がっていて、常に体を支えている部位。姿勢保持のため常に緊張状態にあるので硬くなりやすく、硬くなると体が反らしにくくなります。また自律神経も背骨を走っていることから、背骨が硬いと疲れが取れにくいなどの不調を引き起こすことも。

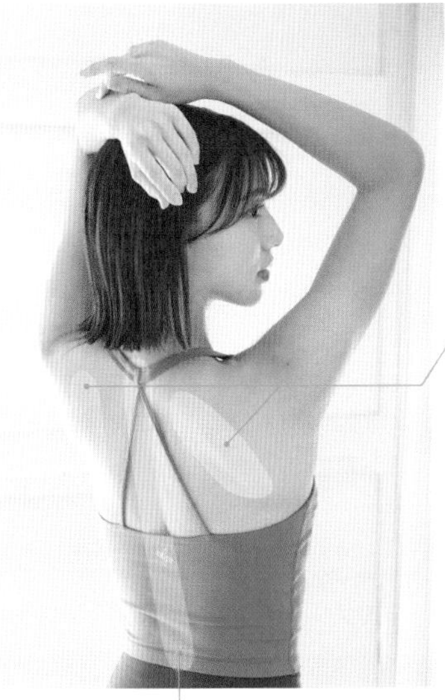

■ **肩甲骨**

肩甲骨を背骨側に引き寄せたり離したりして、よく動かすことで正しい位置に戻ります。

■ **背骨**

普通はS字カーブを描くようにある背骨。猫背や反り腰など悪い姿勢が続くと歪んでしまいます。

「肩甲骨」は股関節同様に、肩、腕、胸、背中など多くの筋肉と繋がっています。長時間のデスクワークなどで、肩甲骨の位置が本来の場所とずれている場合が多く、肩コリなどの不調にも繋がります。

この4つの部位が柔らかくなると日常動作がラクになり多くの不調やボディラインの悩みが解決します。

体が硬い人は、この4つ全てが硬いとは限りません。しかしまずはこの基本となる4部位をしっかりほぐすことから始めるのがおすすめです。

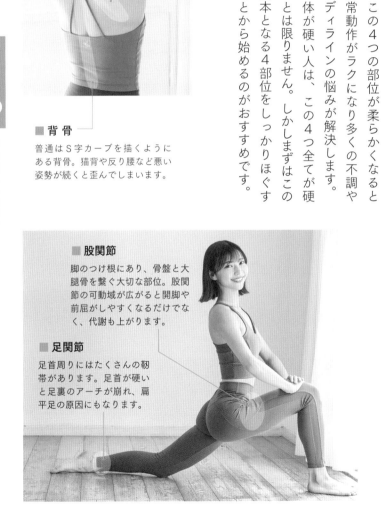

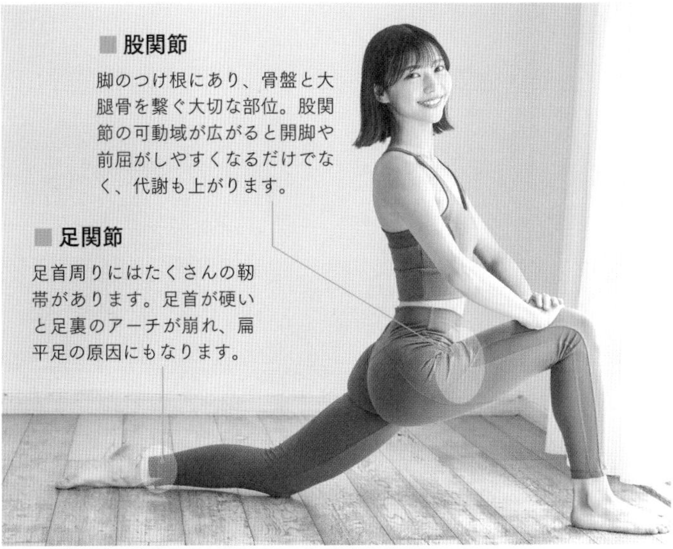
■ 股関節
脚のつけ根にあり、骨盤と大腿骨を繋ぐ大切な部位。股関節の可動域が広がると開脚や前屈がしやすくなるだけでなく、代謝も上がります。
■ 足関節
足首周りにはたくさんの靭帯があります。足首が硬いと足裏のアーチが崩れ、扁平足の原因にもなります。

自分の体の硬さをチェックしよう！

どれくらいできる？

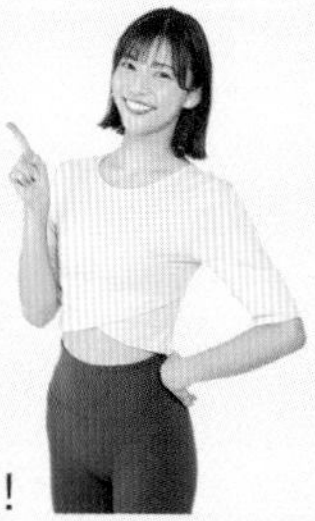

股関節、肩甲骨、背骨・背中、足関節、それぞれの硬さをチェックしてみましょう。前屈、ヨガポーズのがっせき、背中反らし、しゃがみなどで体の硬さがわかります。今は硬くてもOK！
できないポーズがあっても気にせず、自分の硬さを知ることが大切です！

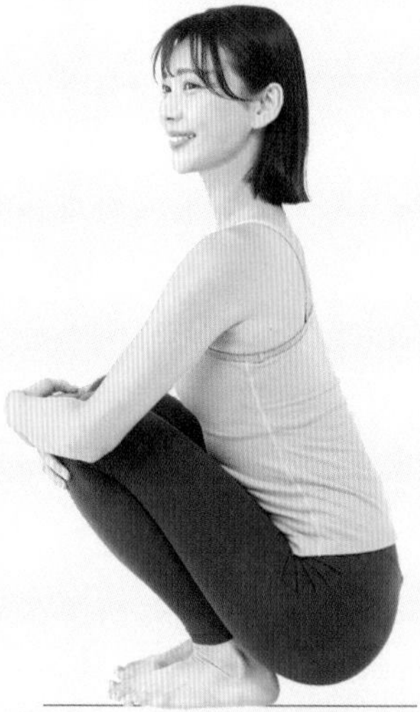

足関節の硬さをチェック

Check 1

深くしゃがんでみる

かかとをつけて、お尻が床すれすれになる位置でしゃがみます。つま先は外側を向きすぎないようにします。かかとを床についたまましゃがめるか、やってみましょう！

すごく硬い！

硬い！

OK！

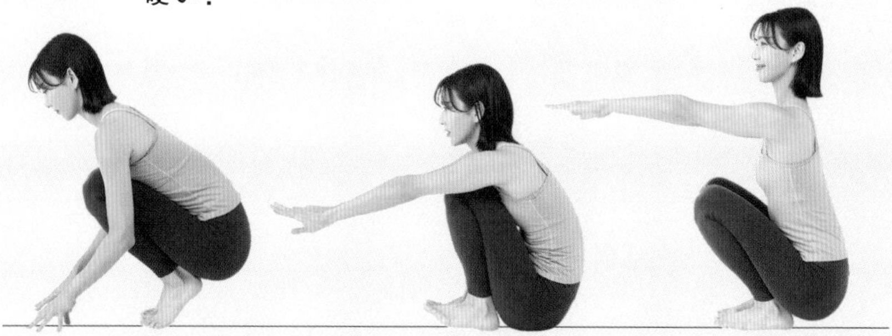

かかとをつける
ことができない

かかとをつけると
後ろにひっくり返る

かかとをついて深く
しゃがめれば、柔らかいです

背骨・背中の硬さをチェック

Check 2

背中反らし

脚は肩幅くらいに開き背筋を真っすぐにして、両腕を上げます。そのまま後ろに上半身を倒します。

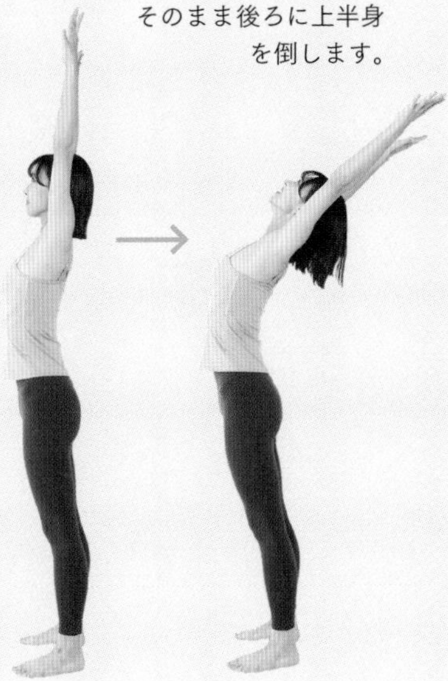

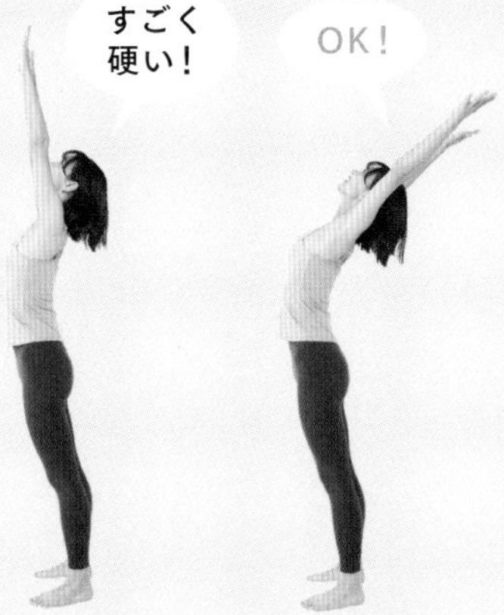

首しか倒れない

背中から反らすことができたらOK

Check 3

背中ねじり

正座をして、胸の位置で両手を交差させ、上半身をねじります。硬いと首や肩周りしかねじることができず、痛みを感じます。

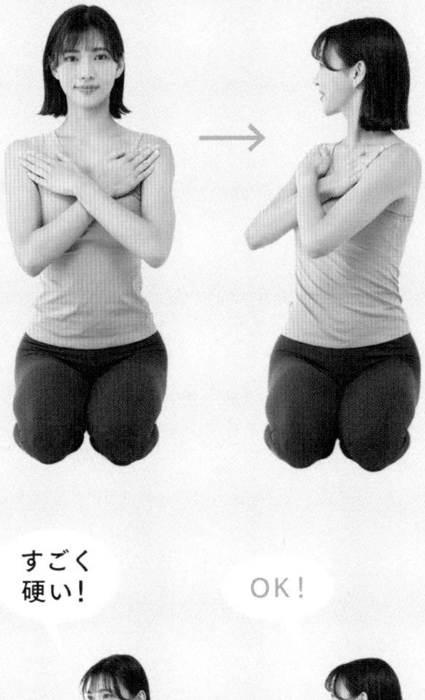

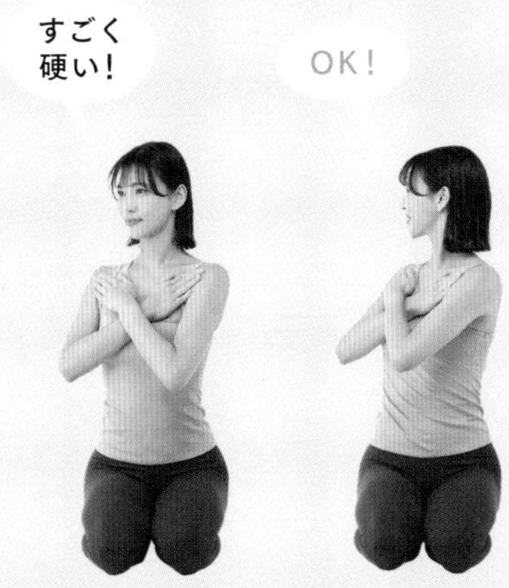

ねじるのが苦しい、首しかねじれない

ねじるとき、痛さを感じず横向きになれたらOK！

肩甲骨周りの硬さをチェック

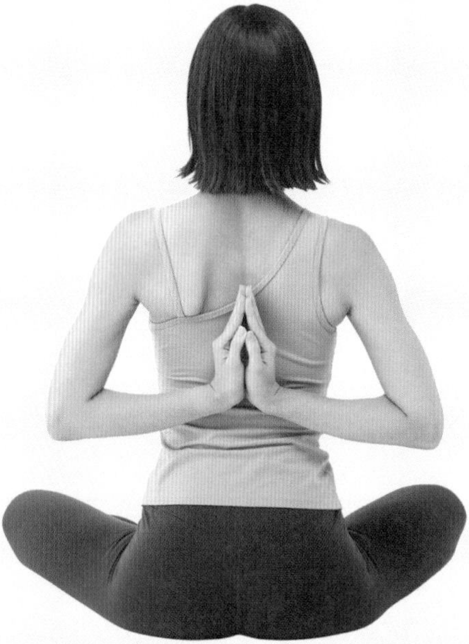

Check 4

背中で合掌

両手を後ろに回して、背中の真ん中くらいで、両手の手のひらを合わせます。手の位置や合掌できるかで硬さがわかります。

すごく
硬い！

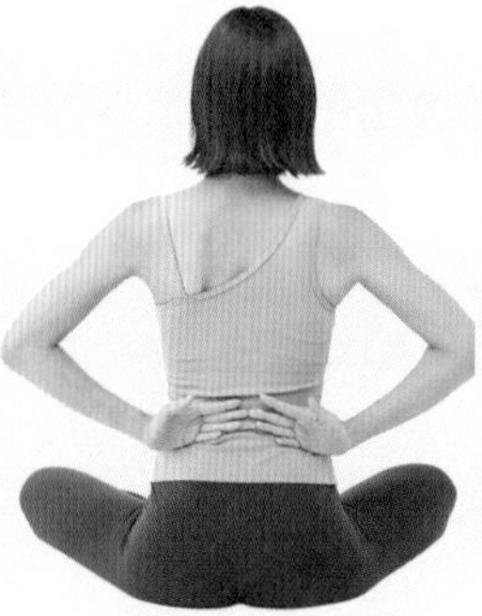

背中の下部分にしか
手を回せない

硬い！

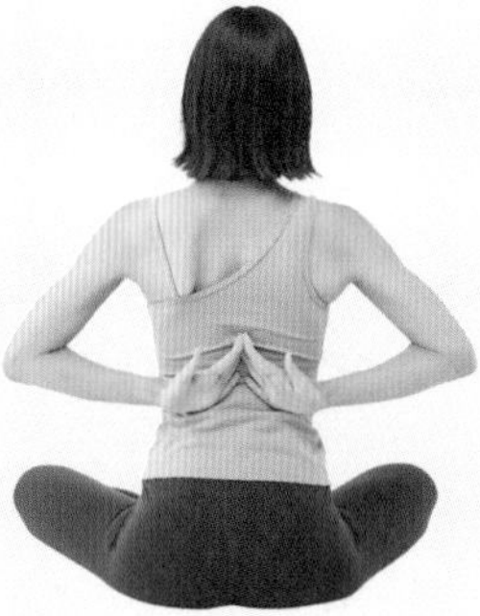

指先しか
合わせられない

OK!

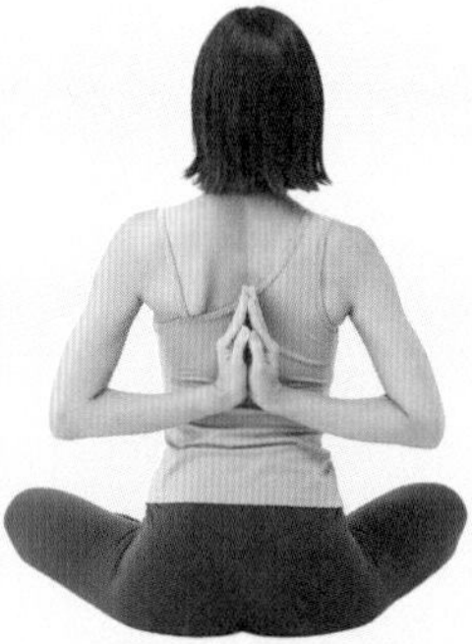

背中の真ん中くらいで
手のひらを合わせること
ができたらOK

Check 5

腕を引く

正座して、右腕を床と平行になるように伸ばしたら、ゆっくり後ろに引きます。体をねじらずどこまで腕を引くことができるかやってみましょう！

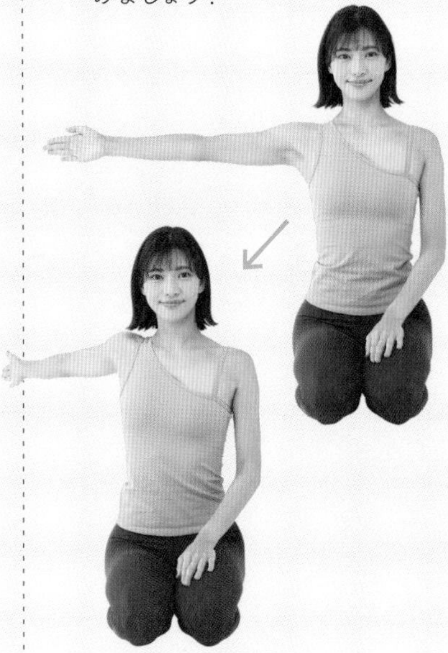

OK！

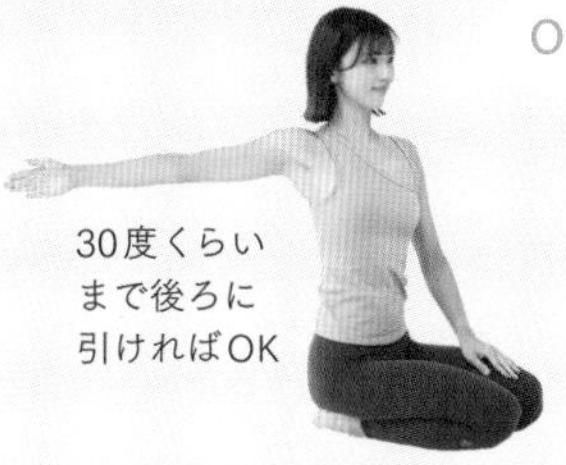

30度くらい
まで後ろに
引ければOK

すごく
硬い！

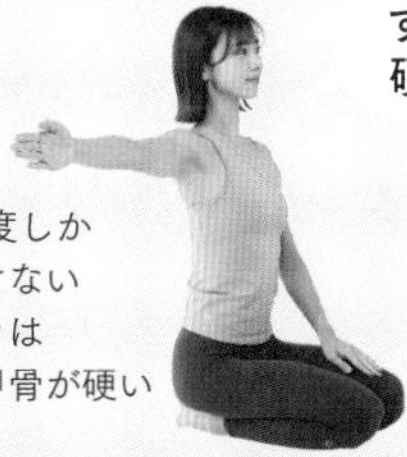

15度しか
引けない
ときは
肩甲骨が硬い

Check 6

肩甲骨を上げる

正座して、右腕を床と平行になるように伸ばします。左手で右肩を押さえたら、腕を上げます。このとき肩を上げないようにするのがポイント。腕が真っすぐ上がるかチェックします。

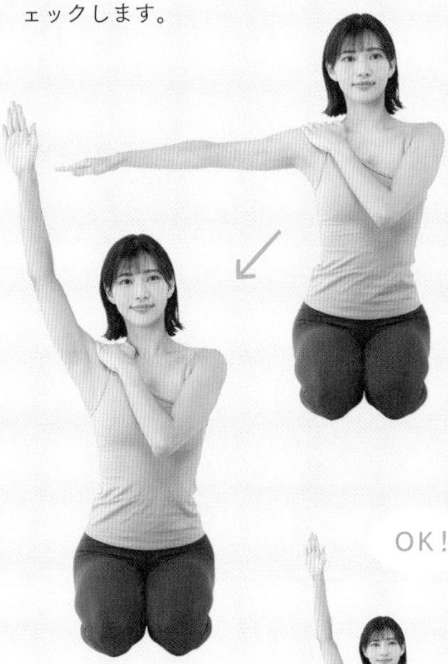

OK！

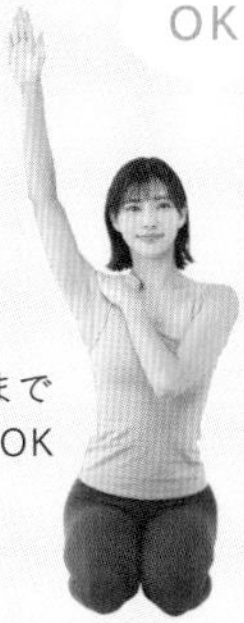

腕が垂直まで
上がればOK

硬い！

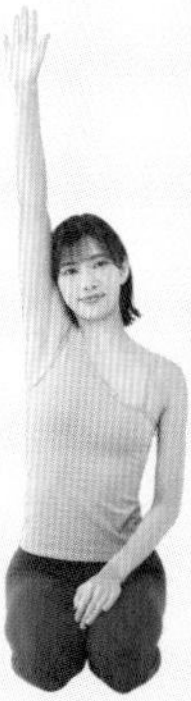

肩を上げてしまうのは
肩甲骨が使えていない証拠

硬い！

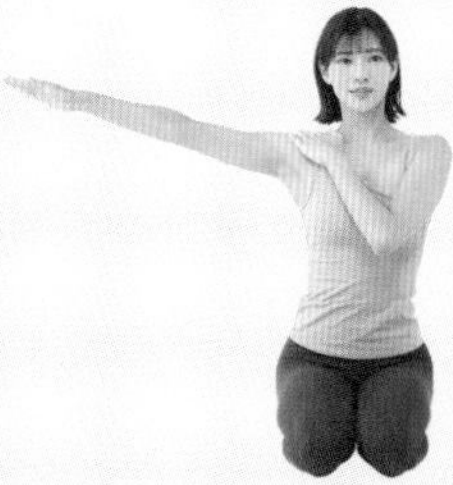

腕が水平だと肩甲骨
や広背筋が硬い

股関節の硬さをチェック

Check 7

前屈

両脚を伸ばして座り、上半身をゆっくり倒します。このとき脚のつけ根から倒すように意識して。手がどこまで届くかやってみましょう。

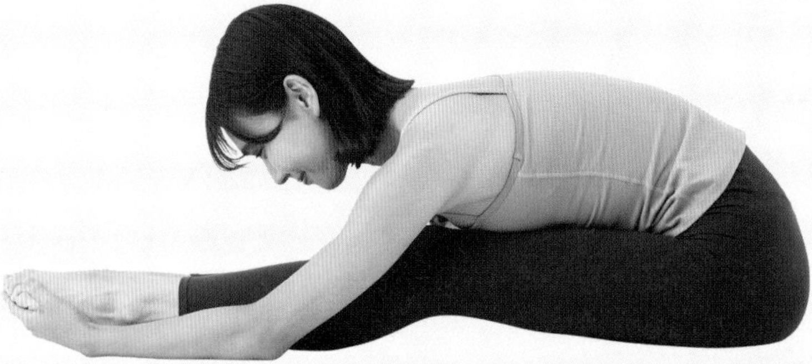

OK!

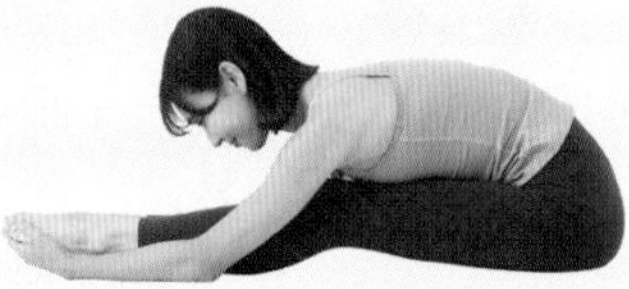

お腹や胸が太ももについて、
つま先を手で持てればOK

すごく
硬い！

手がまったく
つかない

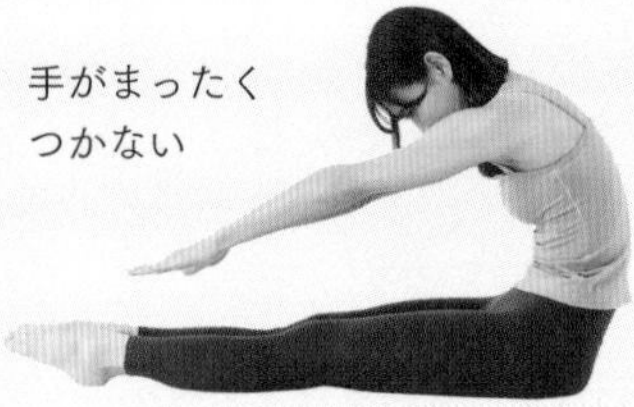

硬い！

ひざが曲がってしまう
人は裏ももが硬い

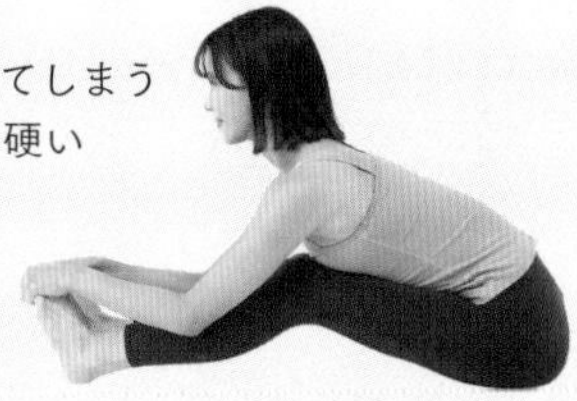

Check 8

がっせき

ヨガのポーズの一つです。ひざを曲げて両脚の足裏を合わせて、つま先を持ち、背筋を伸ばします。両ひざが立ってしまうようなら硬い証拠です。

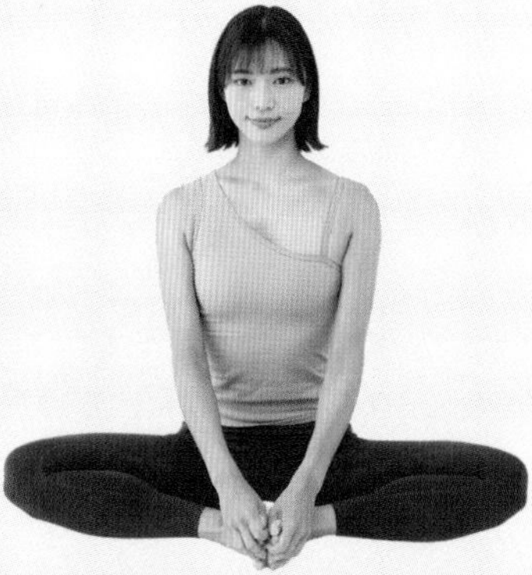

OK!

床と脚が平行で背筋が伸びている。両ひざが均等に開けていると、骨盤に歪みがなく股関節が柔らかい証拠

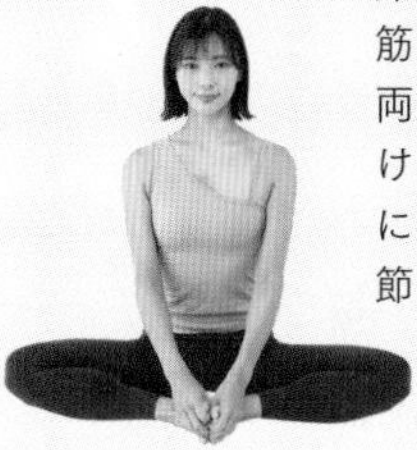

すごく硬い！

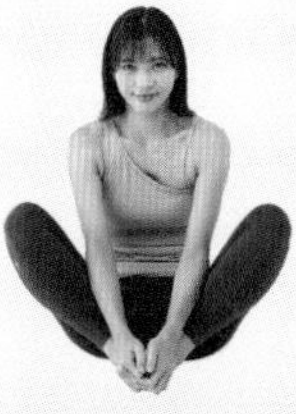

硬い！

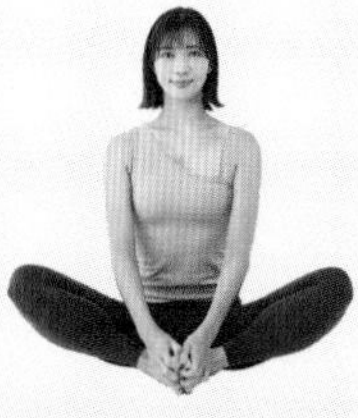

ひざが立ってしまったり、左右で開き方が違ったりしているなら股関節が硬い。背筋が曲がってしまうなら骨盤に歪みがある

Check 9

ひざを内に入れてみる

やや広めに脚を開いて、ひざを立てて座ります。そのままひざを内側に倒します。床に近づくように倒せると股関節に柔軟性があります。痛い人は無理をしないように。

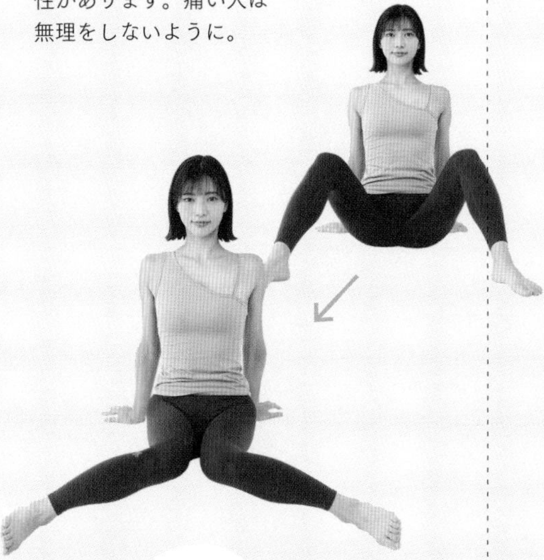

OK!

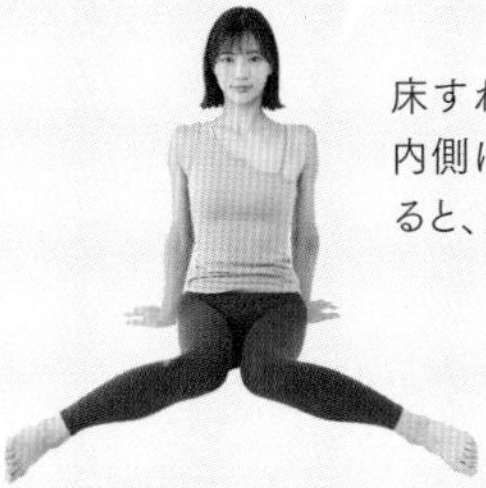

床すれすれまでひざを内側に倒すことができると、股関節が柔らかい

すごく硬い！

ひざが内側に入らず、高さが変わらない。また、このポーズが痛いならインナーマッスルも硬くなっている

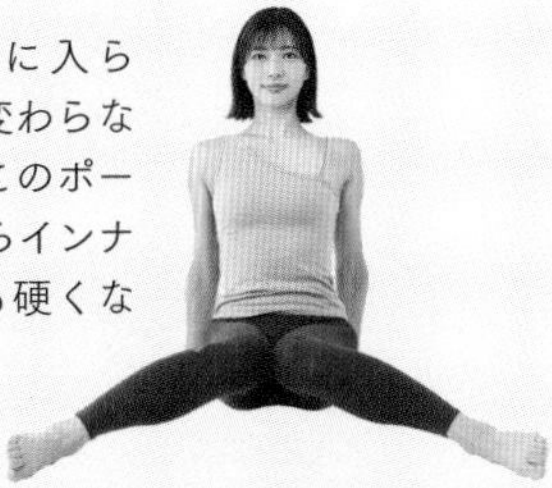

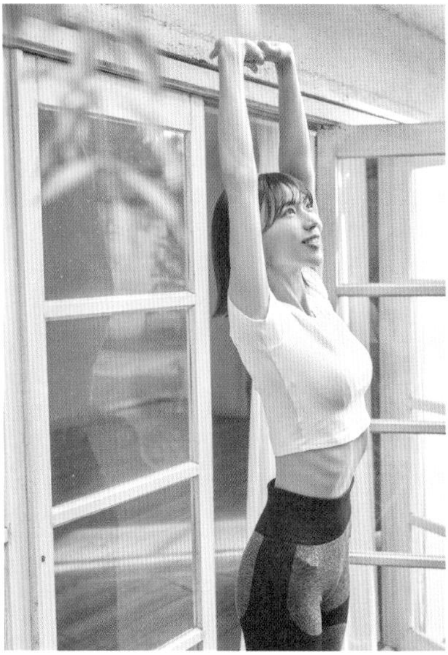

正しい姿勢で立てているかチェックしよう！

普通に背筋を伸ばして立っているつもりでも、正しい姿勢で立っている人は意外と少ないものです。私も気を抜くと、猫背になっているときがあります。ただ立つだけですが、お腹周りのインナーマッスルに力を入れて、胸を張り、肩を下げた正しい姿勢で立つのは難しく、体が硬い人であればあるほどだいたい姿勢が悪くなってしまいます。

体が硬いということは関節の可動域が狭いということ。ただ立つということでさえ、筋肉がしっかり働かないと、余計な箇所に負担がかかってしまいます。

悪い姿勢の代表例は猫背と反り腰です。特に反り腰は、胸を張って姿勢が良いつもりで立っている人が多いです。しかし、骨盤が前傾して腰が反っているので、お尻が出てしまい、太ももの前側に余計な負担がかかっています。

悪い姿勢を続けているとボディラインの崩れや腰痛、肩コリなどの不調に繋がるのです。

正しい姿勢で、壁に体をつけて立つと、肩は壁についていて、腰は手のひら1〜1.5枚くらい壁から離れている状態になります。

体の硬さチェックと一緒に正しい姿勢で立てているかも確かめてみてください。

NGな姿勢

猫背

骨盤後傾

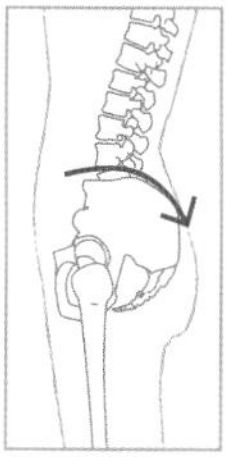

背中が丸まっている。前かがみの姿勢でバストも下がりぎみ。下腹も出ている。骨盤が後傾している状態。

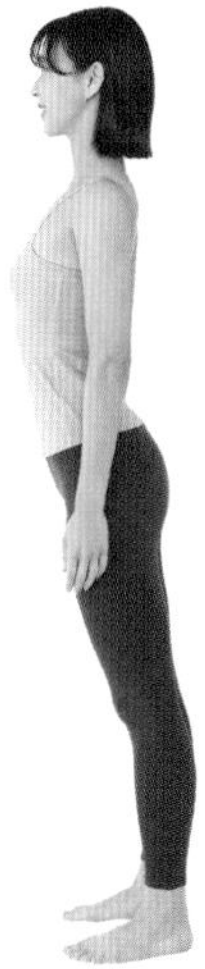

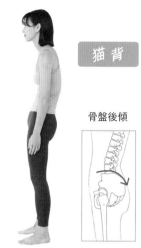

反り腰

骨盤前傾

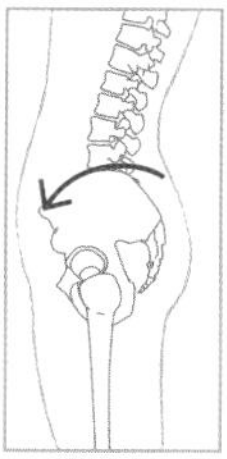

腰が反り、お尻が出ている。骨盤が前傾している状態。

正しい姿勢をチェック

正しい姿勢は、横から見たときに
耳、肩、骨盤、ひざ、くるぶしが
一直線上にそろっているのが理想。

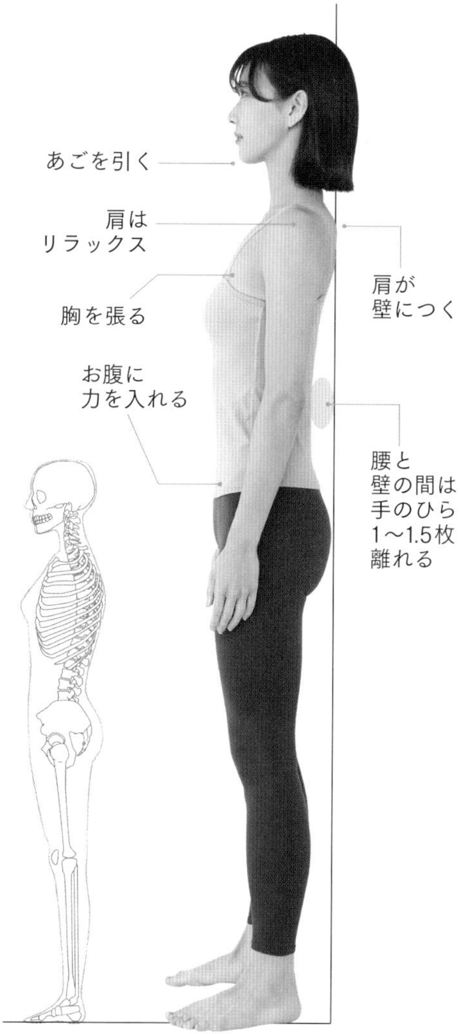
あごを引く
肩は
リラックス
胸を張る
お腹に
力を入れる
肩が
壁につく
腰と
壁の間は
手のひら
1〜1.5枚
離れる

ほぐしストレッチと共に
心掛けたい呼吸法

ほぐしストレッチをしながら心がけてほしいのが、呼吸です。初めは、息を吸って、吐く、という自然な呼吸法でOKですが、さらに高みを目指したい人は、インナーマッスルを動かす呼吸法をやってみましょう。

このとき重要なのが呼吸をするときに大きな役割をしている横隔膜《おうかくまく》です。

横隔膜はドームのような形をしていて、横隔膜が上下に動くことによって肺は収縮することができます。

この横隔膜を意識して深い呼吸をすると、骨盤底筋群《こつばんていきんぐん》、腹横筋《ふくおうきん》などのインナーマッスルを鍛えることができます。

お腹周りのインナーマッスルが動かす呼吸をすることで、くびれができてメリハリのあるボディラインになります。

また、深い呼吸は体中に酸素が行き渡るので、脳が晴れわたり、リラックスした気持ちにもなれます。

ぜひ呼吸法を意識してストレッチしてみてくださいね。

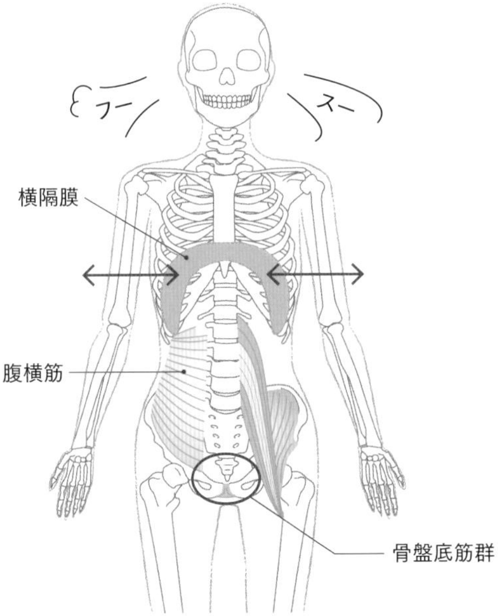

インナーマッスルと呼吸方法

息を吸うことで横隔膜が開き、息を吐くことで横隔膜が閉まります。
インナーマッスルを意識して呼吸すると、
すっきりしたボディラインに。

呼吸法 1

お腹を動かす

5回

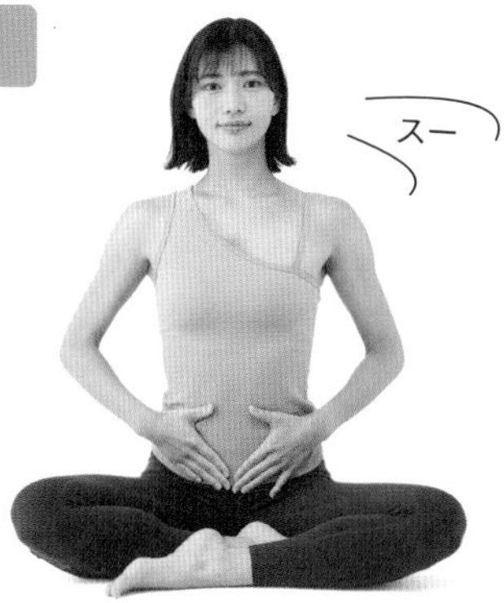

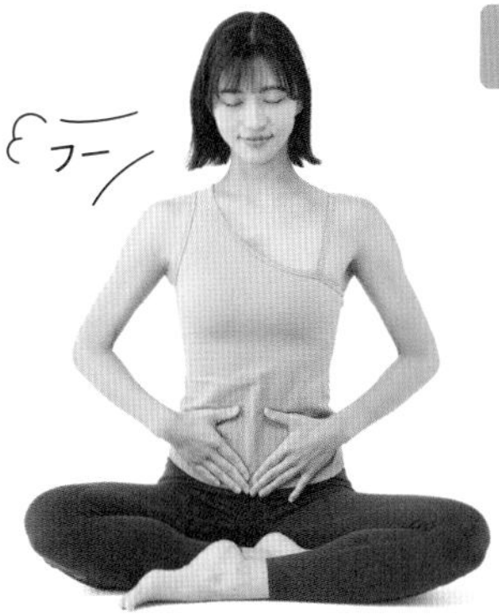

1 息を吸う

あぐらの状態で座り、両手はお腹にあてます。息を鼻から5秒かけて吸ってお腹を膨らませます。

2 息を吐く

口から息を8秒かけて吐きます。息を吐きながらお腹を引っ込めましょう。5回繰り返します。

呼吸法 2

胸を動かす

5回

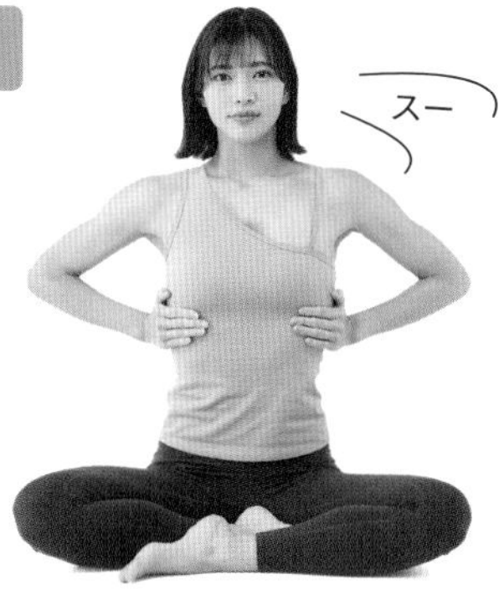

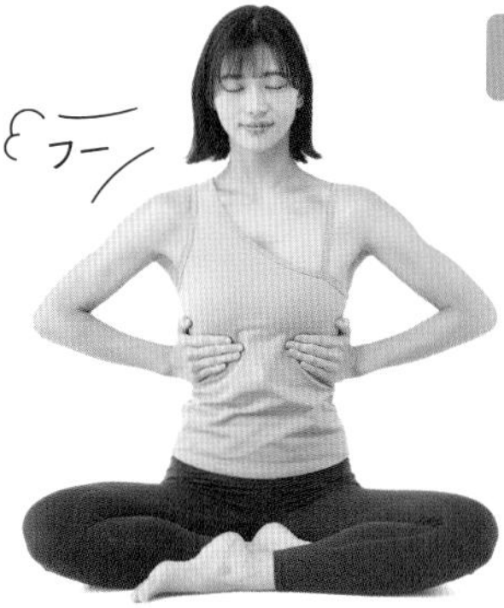

1 息を吸う

あぐらの状態になり、両手は肋骨にあてます。息を鼻から4秒かけて吸って肺を膨らませます。

2 息を吐く

口から息を8秒かけて吐きます。肋骨を締めるような感覚で吐きましょう。5回繰り返します。

「ほぐしストレッチ」の注意点

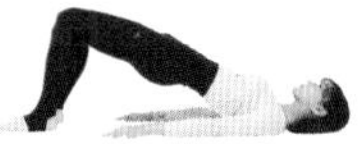

筋肉を緩める→伸ばす→活性化させるの3stepでできる「ほぐしストレッチ」。難しいポーズやプロセスはありませんが、いくつかストレッチを行う前に注意点があります。特に運動不足や運動初心者の人は、無理をせず自分のペースで行うようにしましょう！

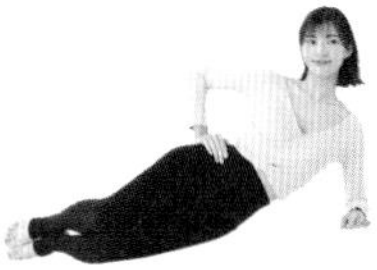

水分補給しましょう！

ストレッチ前後は水分補給をしっかりしてください。水分不足のままストレッチをしても効果が薄くなります。水分は、清涼飲料水やコーヒーではなく、水をとるようにしましょう。

毎日続けましょう！

ストレッチを90秒やると、ストレッチ後は体が柔らかくなりますが、それがずっと続くわけではありません。筋肉は放っておくとまた硬くなってしまいます。体を柔らかくするには毎日筋肉をほぐして体にその動きを覚えさせることが重要です。90秒だけでいいので、できれば毎日続けましょう！

無理をしすぎないようにしましょう！

ストレッチを行ってみて、痛みが出たり脚がつったりしたらストップ。無理せずできる範囲で行いましょう。毎日続けていけば、徐々にできるようになります。また、体調が悪い日はもちろん休んでもOK！ あくまでも自分のペースで、痛みなどが出ないようにストレッチしてください。

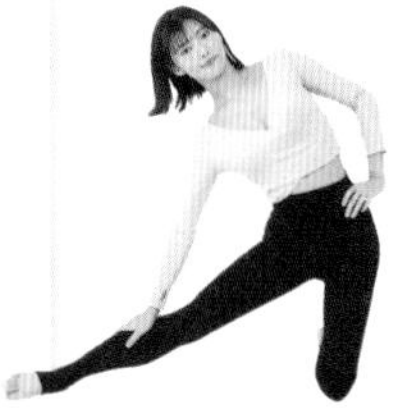

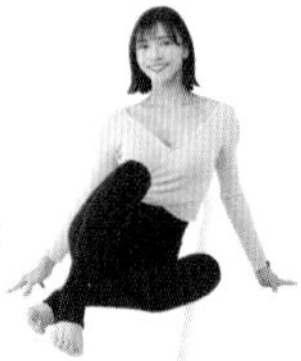

お風呂上がりに行いましょう！

お風呂上がりは筋肉がほぐれているので、体が硬い人でもストレッチがしやすいです。あまり激しい筋トレは就寝前にはおすすめしませんが、ストレッチは寝る前に行うにはちょうどいい運動。リラックスしながら行いましょう。

深い呼吸を意識しましょう！

P.35で紹介している通り、深い呼吸をすることでインナーマッスルに効かせることができます。ボディメイクにはもちろん、呼吸を意識することで、リラックスできて不調の改善にも。しっかり息を吐いて、呼吸に合わせてストレッチすることを意識してみてください！

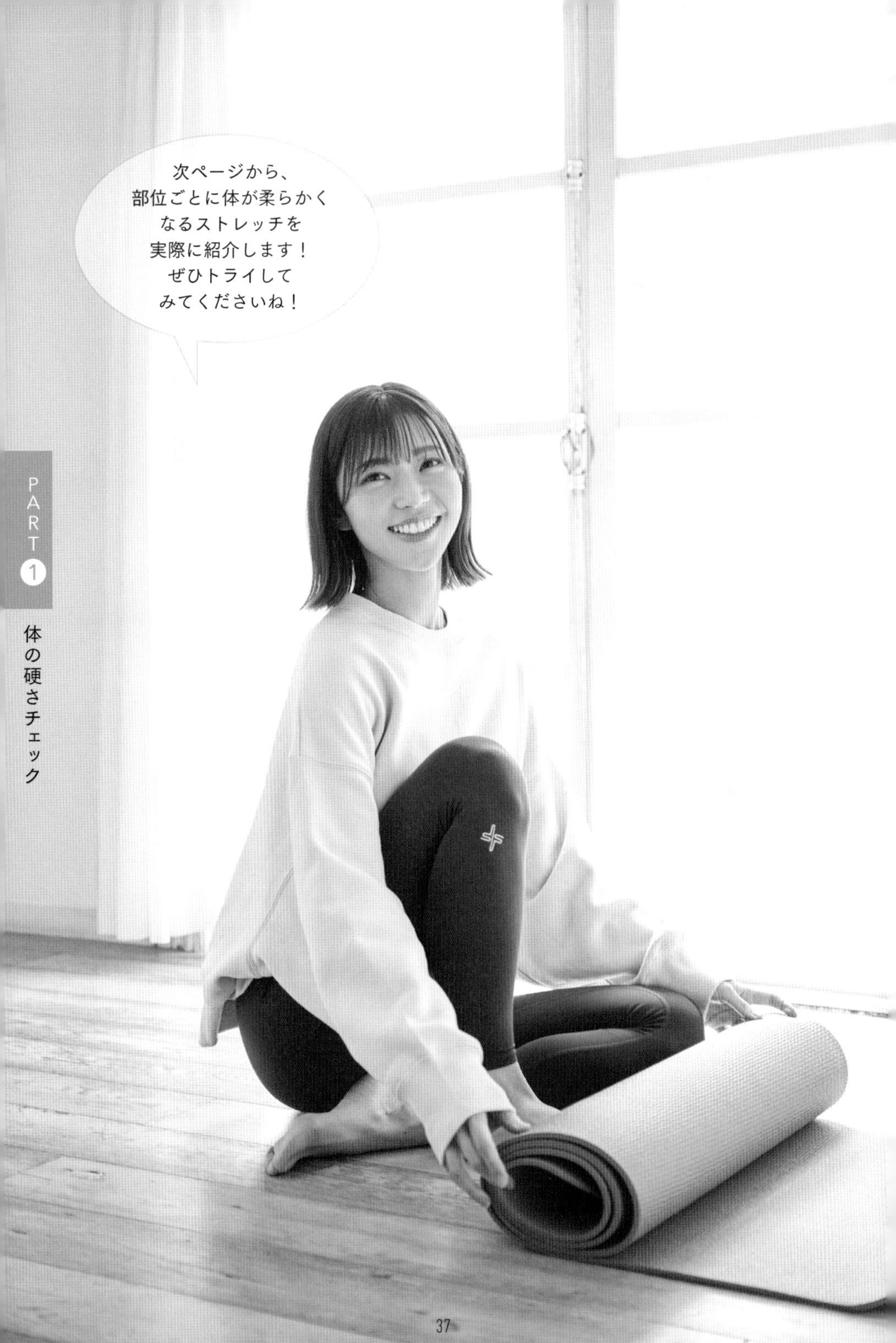

次ページから、
部位ごとに体が柔らかく
なるストレッチを
実際に紹介します！
ぜひトライして
みてくださいね！

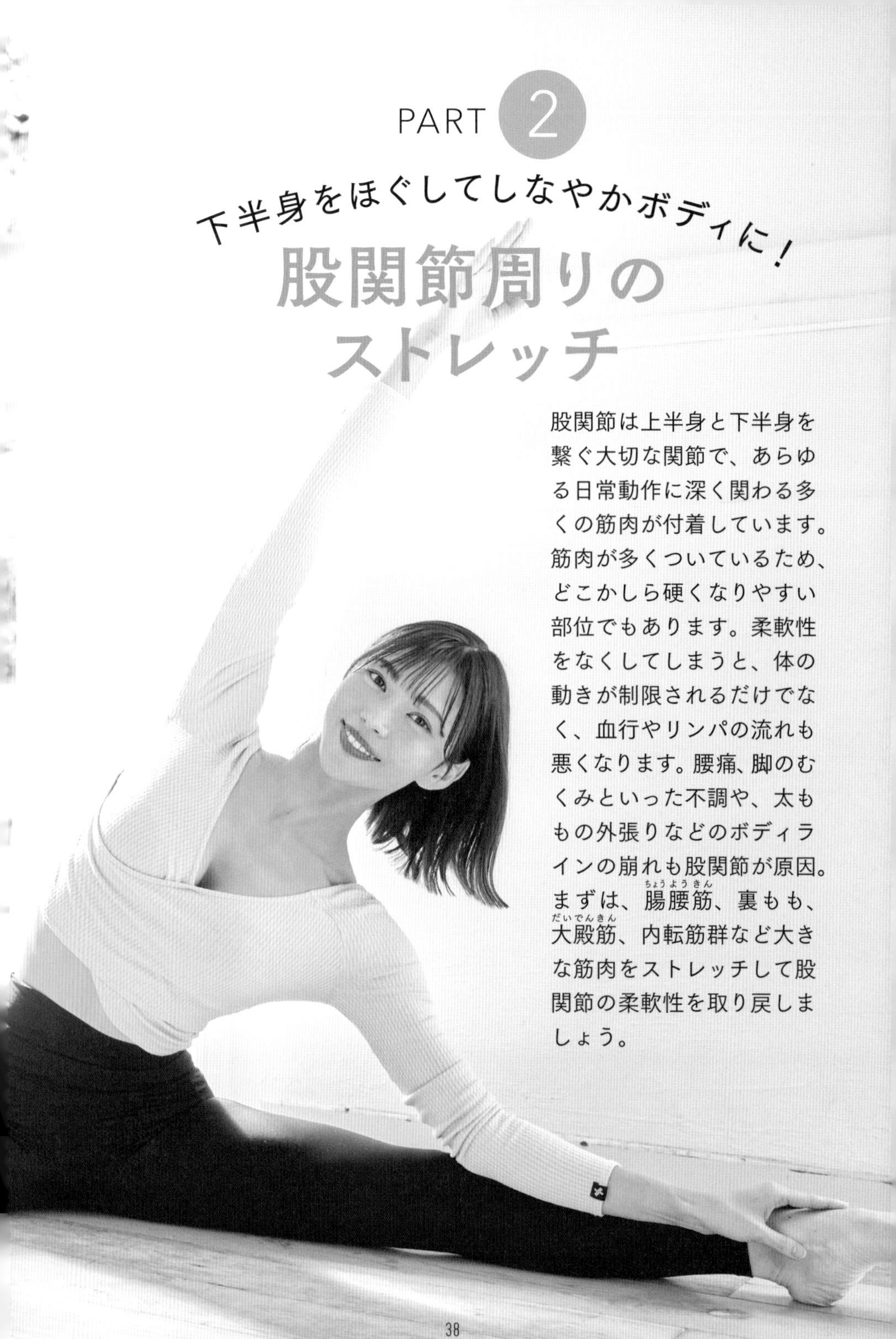

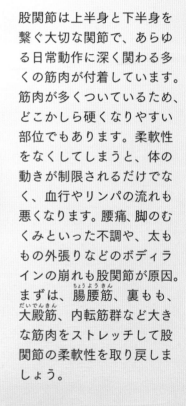

PART 2

下半身をほぐしてしなやかボディに！

股関節周りのストレッチ

股関節は上半身と下半身を繋ぐ大切な関節で、あらゆる日常動作に深く関わる多くの筋肉が付着しています。筋肉が多くついているため、どこかしら硬くなりやすい部位でもあります。柔軟性をなくしてしまうと、体の動きが制限されるだけでなく、血行やリンパの流れも悪くなります。腰痛、脚のむくみといった不調や、太もも外張りなどのボディラインの崩れも股関節が原因。まずは、腸腰筋《ちょうようきん》、裏もも、大殿筋《だいでんきん》、内転筋群など大きな筋肉をストレッチして股関節の柔軟性を取り戻しましょう。

股関節周りを
ほぐしストレッチすると…

股関節を緩めることからスタート！ 腸腰筋、裏もも、内転筋群、大殿筋などの大きな筋肉＆インナーマッスルをストレッチすると、体がほぐれて柔軟性がアップします！

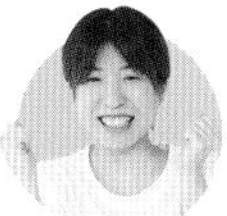

ガチガチに硬い
山本さんが
チャレンジ！

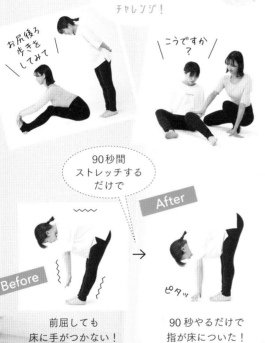

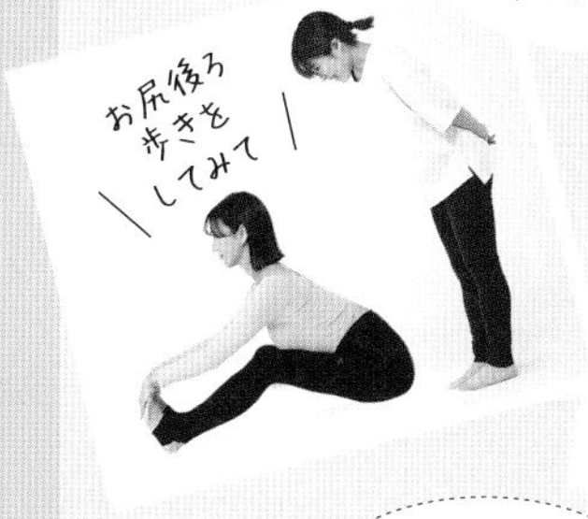
お尻後ろ
歩きを
してみて

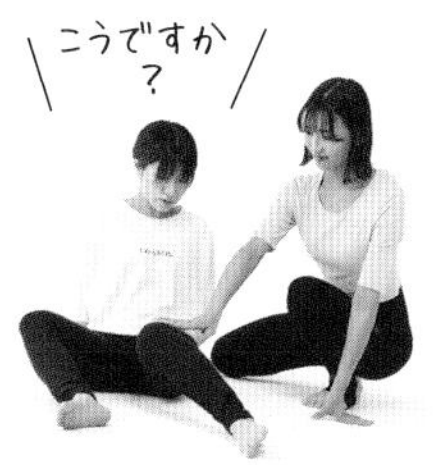
こうですか
？

90秒間
ストレッチする
だけで

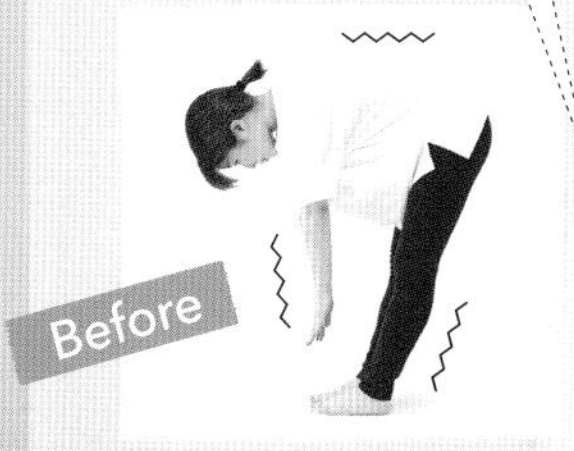
Before

前屈しても
床に手がつかない！

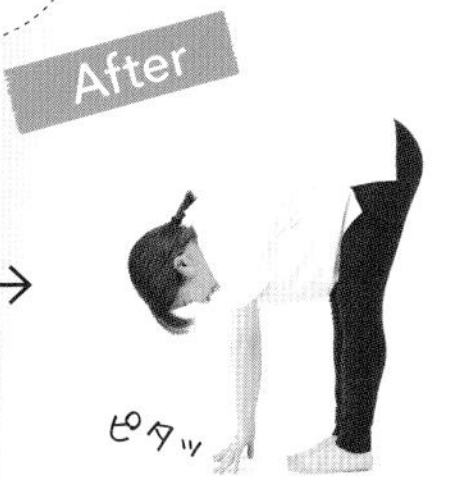
After
ピタッ

90秒やるだけで
指が床についた！

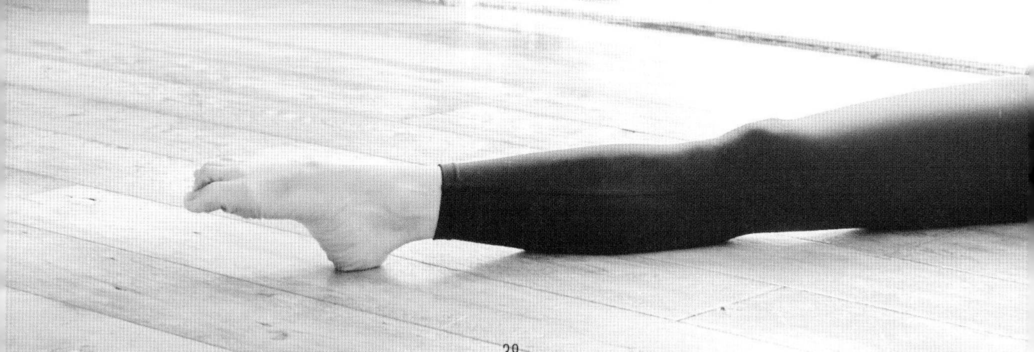

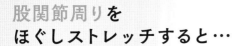

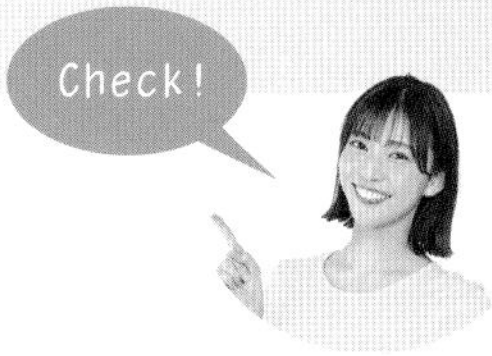

股関節周りに付着している大きな筋肉をほぐして柔軟性アップ！

前屈ができない、開脚しようとすると後ろに倒れてしまうのは、股関節が硬いことが原因。

　股関節は胴体と脚を繋ぐ関節です。日常生活で常に使っている関節で、**脚を上げる屈曲、脚を後ろに引く伸展、脚を内側や外側にひねる内旋・外旋、脚を外へ広げる外転、脚を内側へ閉じる内転の動き**を担っています。

　また、股関節周りには複数の筋肉が付着しているので、一つの筋肉が硬くなると他の筋肉の柔軟性に影響を与えます。

　股関節周りの筋肉が硬くなることで、動作が制限されてケガが多くなったり、関節痛が起こる原因に。さらに血行やリンパの流れも悪くなり、**むくみや腰痛**など体の不調に繋がることも…。

　そうならないためにも、まずは股関節周りをほぐすことがポイントです。特に体の深層にあるインナーマッスルの**腸腰筋や大きな筋肉である大殿筋、ハムストリング、股関節の近くにある内転筋群**をストレッチすることで、股関節の柔軟性がアップします。

　それぞれの筋肉をほぐして伸ばせば、股関節の動きがスムーズになり、しなやかなボディに近づくことができます！また、腰痛や脚のむくみなどの不調の改善にも効果が期待できます。

こんな不調やボディラインのお悩みを改善！

股関節周りの筋肉が硬いと、股関節の動きが鈍くなりケガの原因に。リンパの流れが悪くなり、むくみや垂れ尻、下腹ぽっこりになることも。

- ☑ 腰痛
- ☑ ケガをしにくくなる
- ☑ むくみ解消
- ☑ 太ももの外張り
- ☑ ヒップアップ
- ☑ 下腹ぽっこり

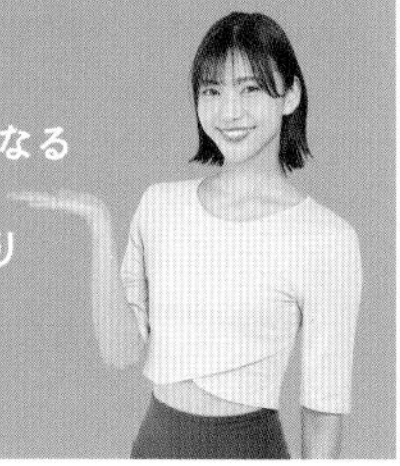

股関節周りの筋肉

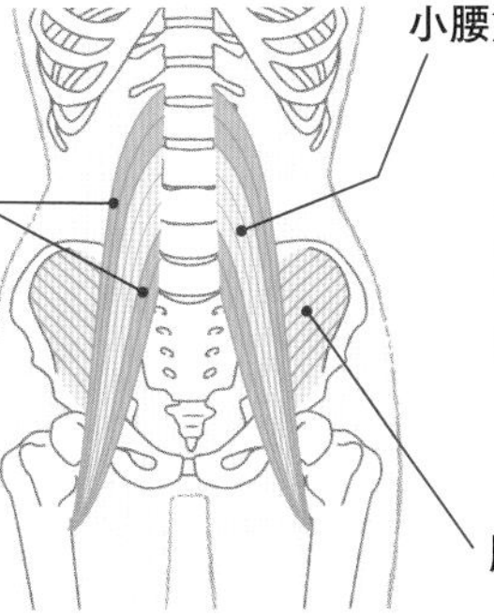
小腰筋
大腰筋
腸骨筋

上半身と下半身を繋ぐ筋肉・腸腰筋

大腰筋《だいようきん》・小腰筋《しょうようきん》・腸骨筋《ちょうこつきん》の３つの筋肉の総称でインナーマッスル。デスクワークなどで縮みがち。伸ばすことで正しい姿勢を保持してくれます。

使われづらい内ももの筋肉

内ももの筋肉。脚を閉じるときに使う。筋肉が細いため、使われづらい。ここが硬いと前ももの筋肉ばかり使ってしまうため、太ももがパンパンになる。

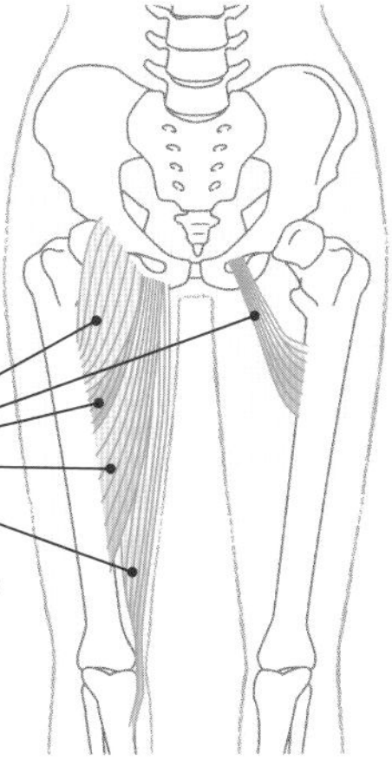
内転筋群
内ももの筋肉。
脚を閉じるときに使う。

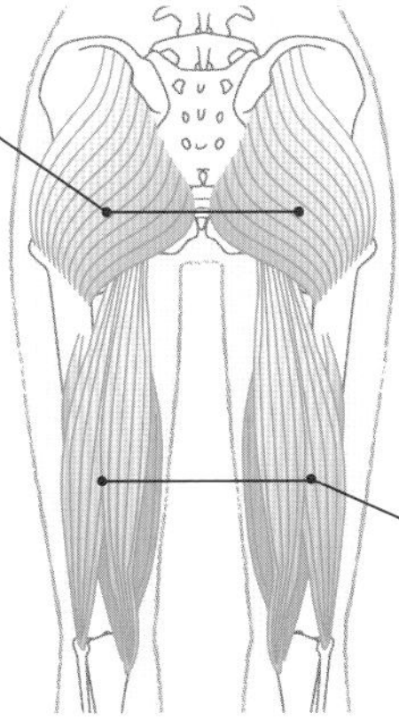
大殿筋
お尻の
大きな
筋肉。
ハムストリング
前屈ができない人は裏ももの筋
肉であるハムストリングが硬く
なっていることが多い。

つぶれがちなお尻の筋肉と硬くなりがちな裏ももの筋肉

大殿筋は長時間のデスクワークなどでつぶれがちで硬くなっている。

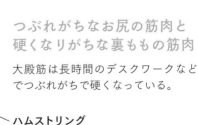

股関節全体・腸腰筋のストレッチ 01 緩める → 伸ばす → 活性化させる

動画はこちら

股関節全体を緩める
股関節パタパタ

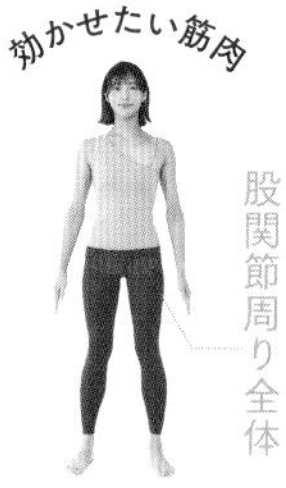

効かせたい筋肉
股関節周り全体

まずは、硬くなった股関節を緩めましょう。股関節にはたくさんの筋肉がついているので、緩めることで動きがスムーズになり、ストレッチがしやすくなります。

30秒

このお悩みに効く！ ☑むくみ ☑外ももの張り ☑骨盤のゆがみ

1 両ひざを立てて座る

両ひざを腰幅くらいに開き、ひざを立てて座り、手は後ろにつきます。後ろについた手で床をしっかり押して、骨盤を立たせるようにしましょう。

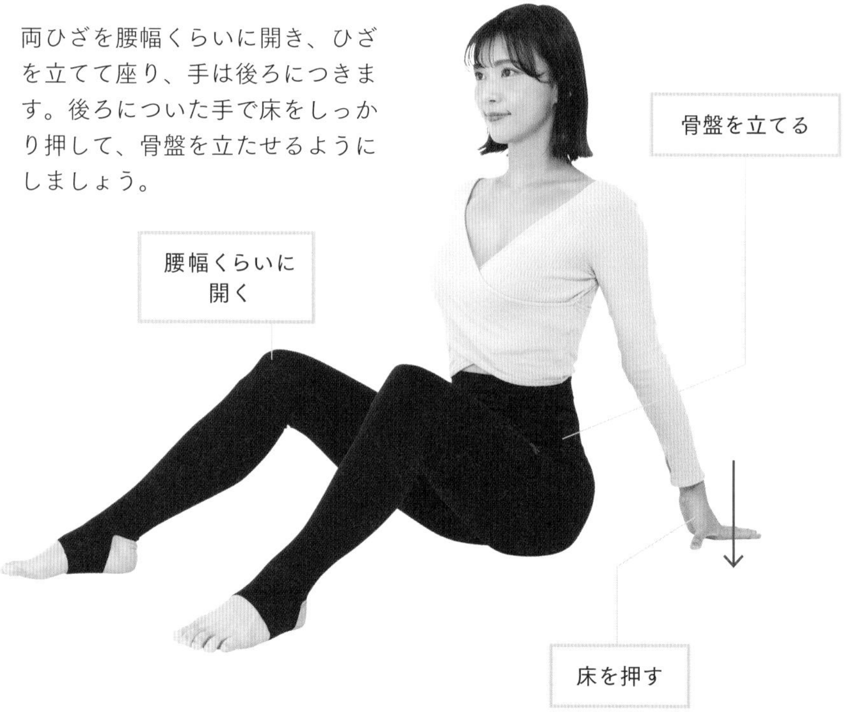

骨盤を立てる
腰幅くらいに開く
床を押す

× NG

お尻を浮かせない

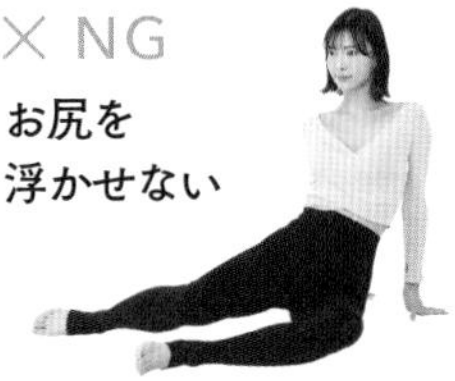

腰を動かしすぎて、お尻が浮いてしまうのはNG。股関節に効かせられず、ほぐせないので注意を。

Point **骨盤を立たせる**

骨盤が立っていない状態だと、外ももの筋肉がストレッチされず、ほぐれないので、骨盤を立たせるようにしましょう。

○ OK

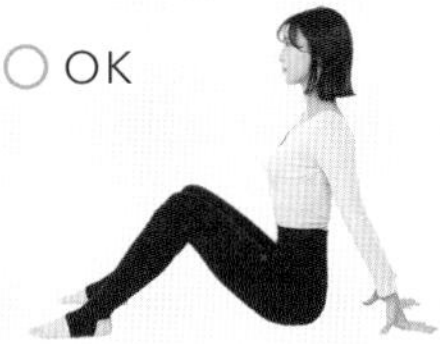

× NG

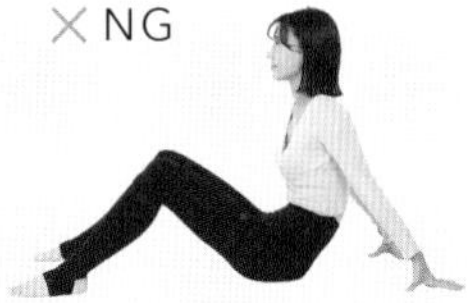

2 ひざを交互に内側に倒す

1の状態で、お尻の骨が床から離れないように、ひざを左右交互に倒して床に近づけます。30秒続けましょう。

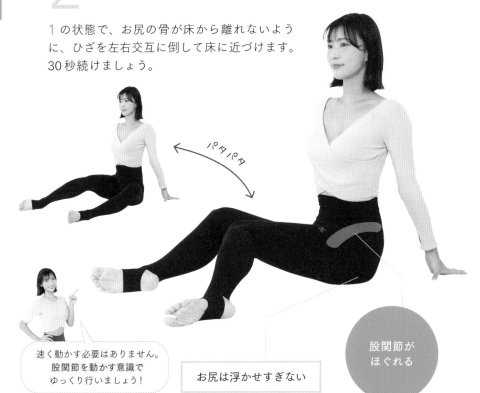

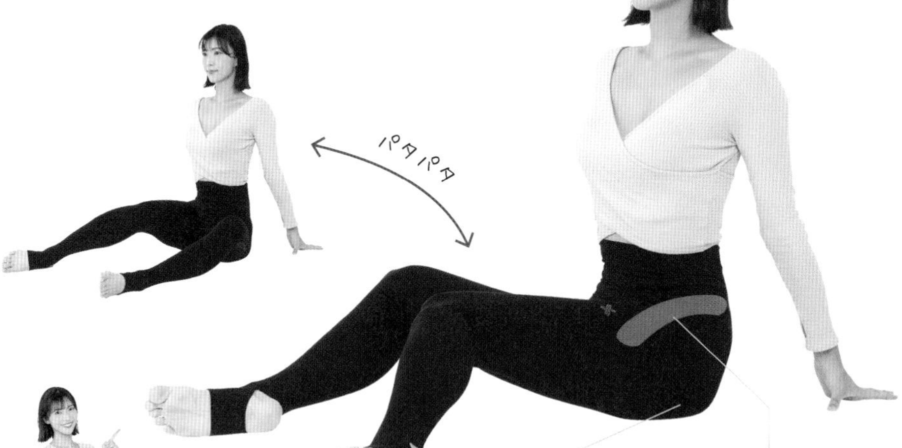
パタパタ
お尻は浮かせすぎない
股関節がほぐれる

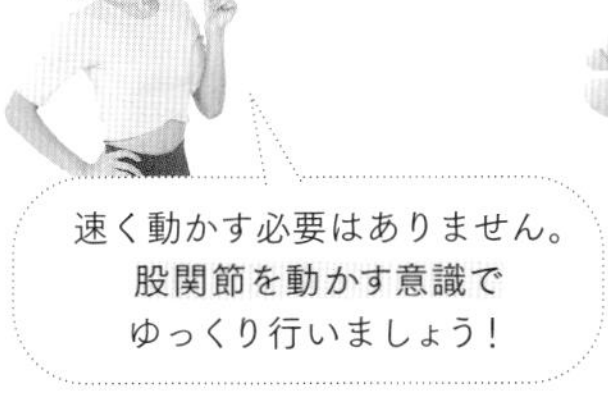
速く動かす必要はありません。
股関節を動かす意識で
ゆっくり行いましょう！

股関節全体・腸腰筋のストレッチ 02　緩める → 伸ばす → 活性化させる

動画はこちら

腸腰筋を伸ばす 三日月のポーズ

上半身と下半身を繋げる腸腰筋は、普段座っている時間が長い人は固まりがち。ストレッチで伸ばすことにより股関節周りが柔らかくなり可動域が広がります。

30秒

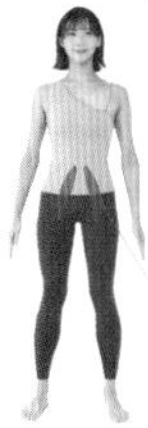

効かせたい筋肉
腸腰筋

このお悩みに効く！ ☑腰痛 ☑代謝アップ ☑動きやすくなる

1 左ひざを立てて、右脚を前に出す

左ひざは腰の真下にくるように床につけます。右脚は90度よりやや広めの位置で、ひざより少し前に出します。両手は右ももに軽く添えます。

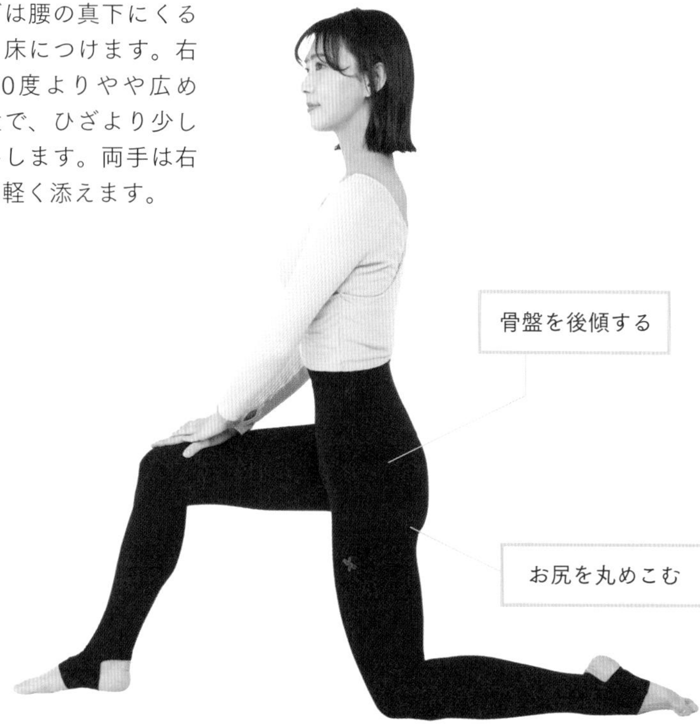

骨盤を後傾する
お尻を丸めこむ

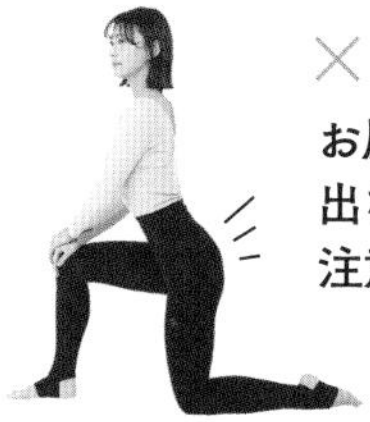

× NG

お尻が出ないよう注意を

骨盤が前傾しているとお尻が出てしまい、腸腰筋がしっかり伸びないので、お尻を丸め込む意識で行いましょう。

さらに効果アップ

前ももを伸ばそう！

普段の生活で使いすぎている前ももを一緒にストレッチしましょう！

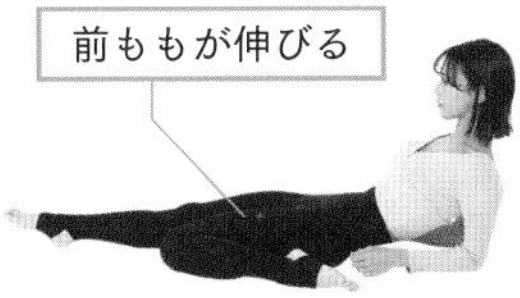
前ももが伸びる

正座になり右脚を前に伸ばしたら、両手を体の後ろにつきます。両ひじで体を支えてゆっくり体を反らすと前ももが自然に伸びます。15秒キープしたら反対側も同様に。

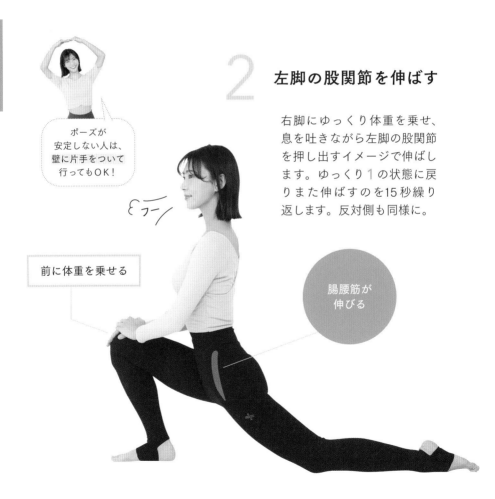

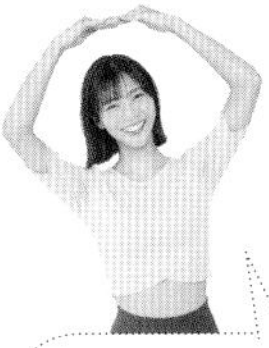

ポーズが安定しない人は、壁に片手をついて行ってもOK！

2 左脚の股関節を伸ばす

右脚にゆっくり体重を乗せ、息を吐きながら左脚の股関節を押し出すイメージで伸ばします。ゆっくり1の状態に戻りまた伸ばすのを15秒繰り返します。反対側も同様に。

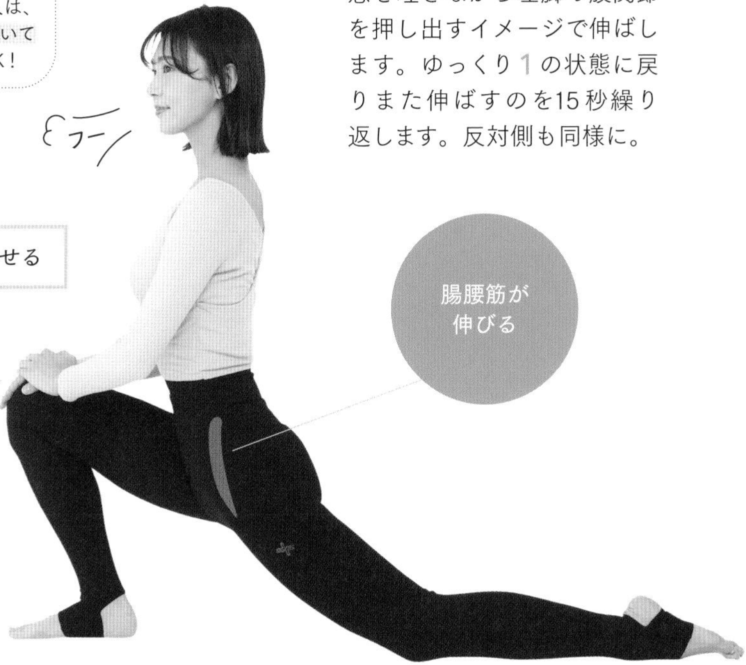
フー
前に体重を乗せる
腸腰筋が伸びる

股関節全体・腸腰筋のストレッチ 03 緩める → 伸ばす → 活性化させる

動画はこちら

腸腰筋を活性化させる
ハイニー

腸腰筋を伸ばしたら、使えるようにしっかり動かしてみましょう。腸腰筋はインナーマッスルなので鍛えることによって姿勢が安定し、下腹ぽっこりの解消やヒップアップにも繋がります。

30秒

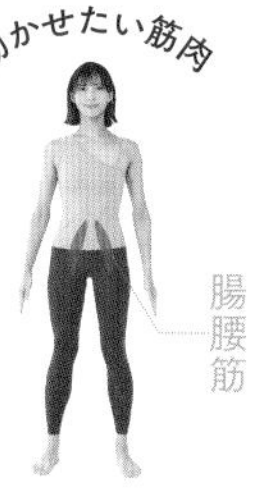

このお悩みに効く！ ☑姿勢の安定 ☑下腹ぽっこり ☑ヒップアップ

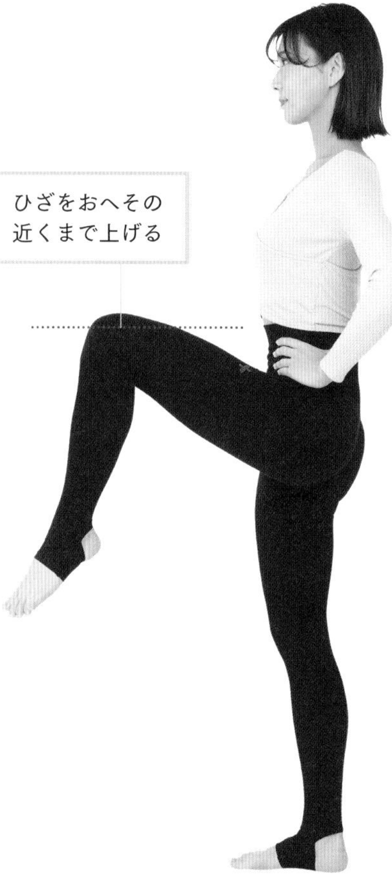

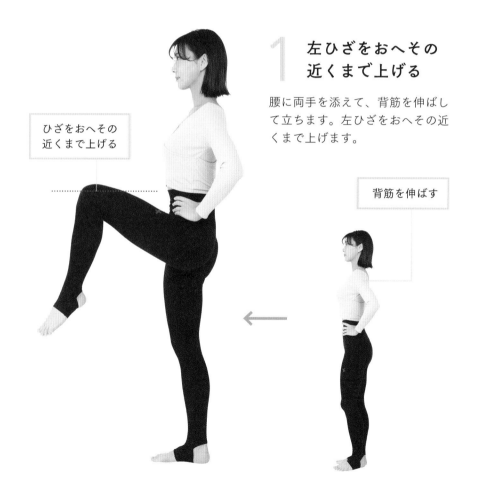

ひざをおへその近くまで上げる

1 左ひざをおへその近くまで上げる

腰に両手を添えて、背筋を伸ばして立ちます。左ひざをおへその近くまで上げます。

背筋を伸ばす

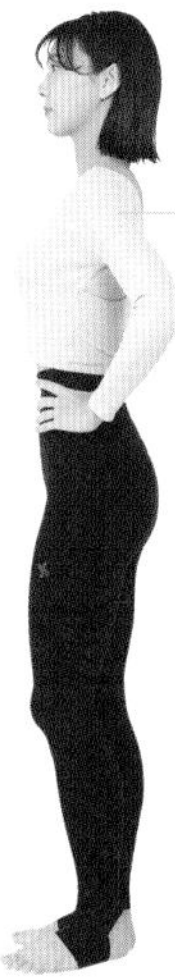

× NG

低すぎるのはNG

ひざの上げ方が低いと
腸腰筋に効きません。
しっかり上げましょう。
また、猫背にならない
ように注意しましょう。

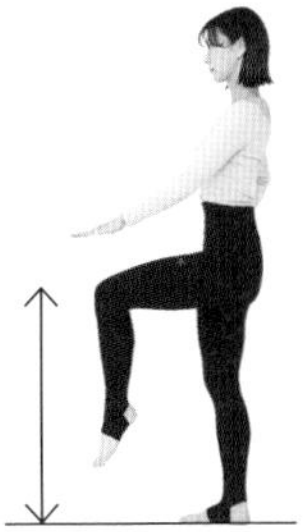

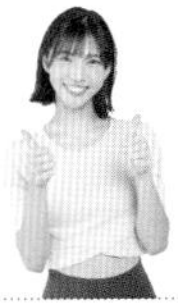

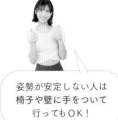

姿勢が安定しない人は
椅子や壁に手をついて
行ってもOK！

2 左ひざで手のひらをプッシュする

左手を前に出して、ひざで手のひらをプッシュするように上げ下げします。ひざの上げ下げを15秒繰り返したら反対側も同様に。

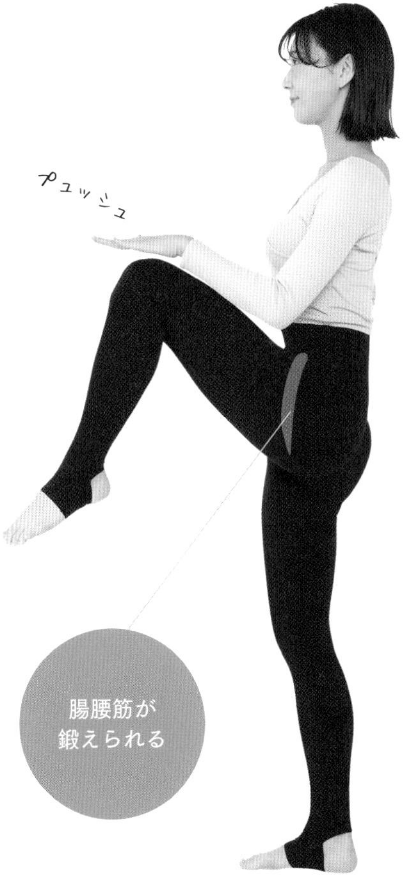
プュッシュ
腸腰筋が
鍛えられる

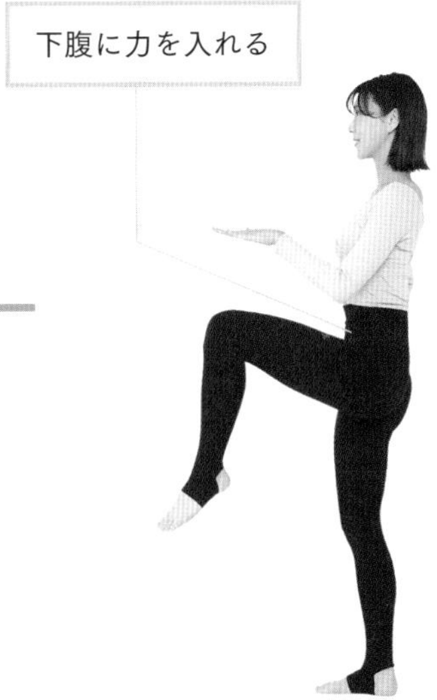
下腹に力を入れる

裏もものストレッチ 01 伸ばす → 伸ばす → 活性化させる

動画はこちら

裏ももを伸ばす
お辞儀ストレッチ

座っている姿勢が長いと、裏ももの筋肉が縮んでしまい硬くなりがちに。簡単にできるひざの曲げ伸ばしで裏ももをしっかりストレッチしましょう。

30秒

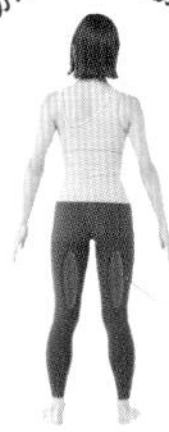

効かせたい筋肉
ハムストリング

このお悩みに効く！ ☑腰痛 ☑外ももの張り ☑姿勢改善

1 ひざを曲げて、背中は伸ばす

脚は肩幅くらいに開いて、ひざを曲げます。両手はすねの辺りに添えて、背中は真っすぐになるようにキープします。

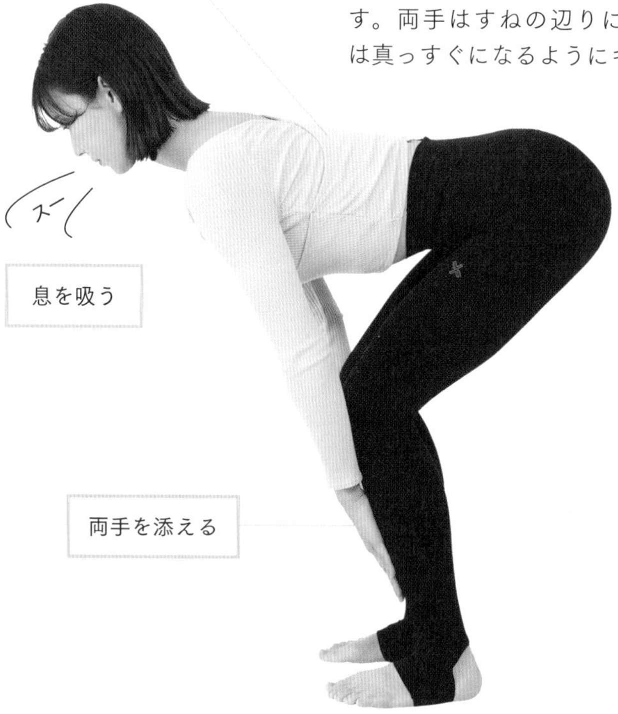

背中を伸ばす
スー
息を吸う
両手を添える

× NG
背中が丸まる

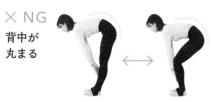

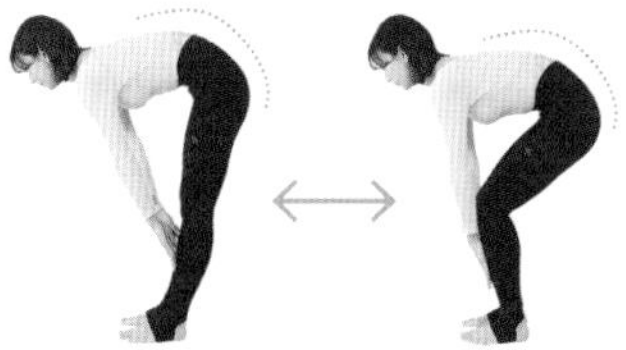

背中が丸まったまま、ひざを曲げ伸ばししても股関節が動くだけで裏ももに効かせられません。背中は伸ばしましょう！

2 ひざを伸ばす

息を吐きながらゆっくりひざを伸ばします。背中は丸まらないように。裏ももが伸びるのを感じながら伸ばします。また1に戻って伸ばすのを、30秒繰り返します。

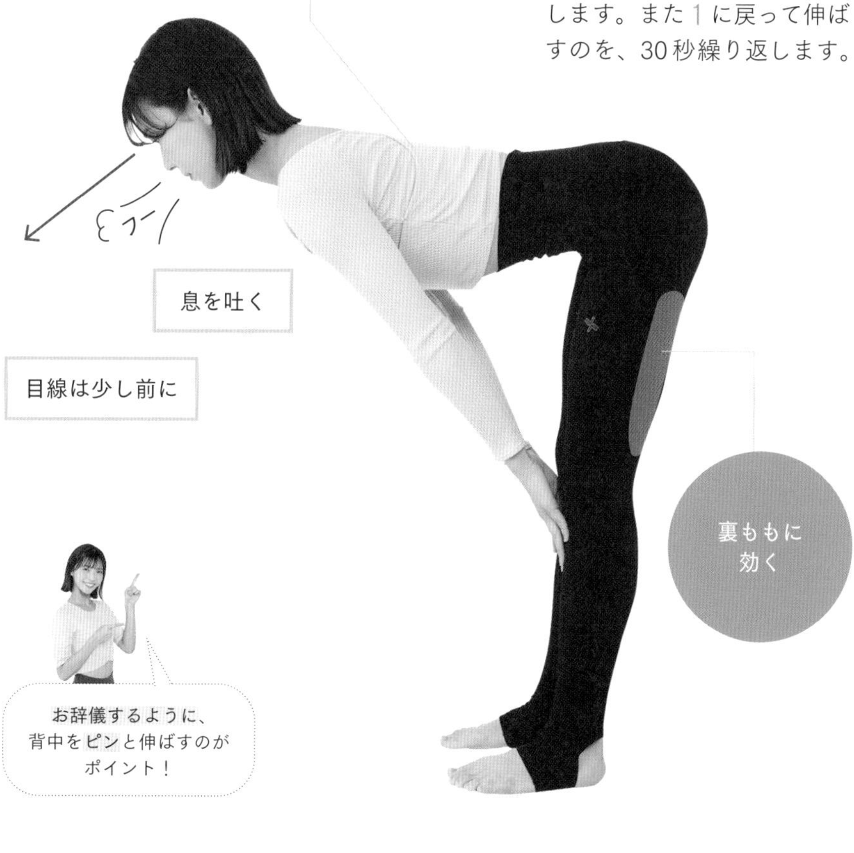
背中は真っすぐのまま
息を吐く
目線は少し前に
裏ももに効く
お辞儀するように、
背中をピンと伸ばすのが
ポイント！

裏もものストレッチ 02　伸ばす → **伸ばす** → 活性化させる

動画はこちら

裏ももに効く お尻後ろ歩き

裏ももを伸ばすためには、脚のつけ根を曲げて骨盤を前に倒すのがポイントです。ひざが曲がったままでも裏ももが伸ばせるので、体が硬い人でも行いやすいストレッチです。

30秒

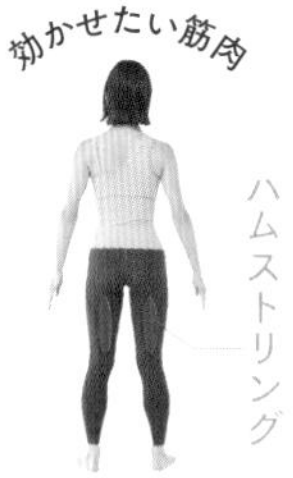
効かせたい筋肉
ハムストリング

このお悩みに効く！ ☑腰痛 ☑外ももの張り ☑ひざへの負担軽減

1 体育座りをして、両手でつま先をつかむ

腰がしっかり立つくらいひざを胸に寄せて体育座りをします。つま先を天井に向けて、上から両手でつま先をつかみます。

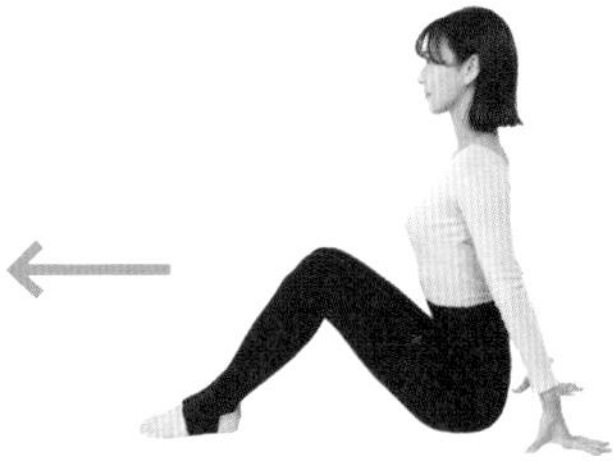

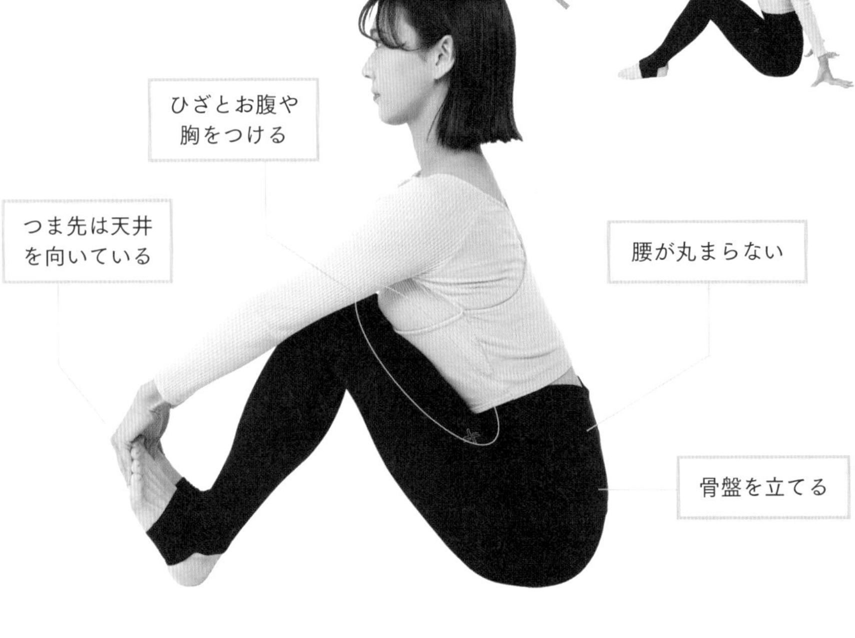
ひざとお腹や胸をつける
つま先は天井を向いている
腰が丸まらない
骨盤を立てる

× NG

**腰が
丸まっている**

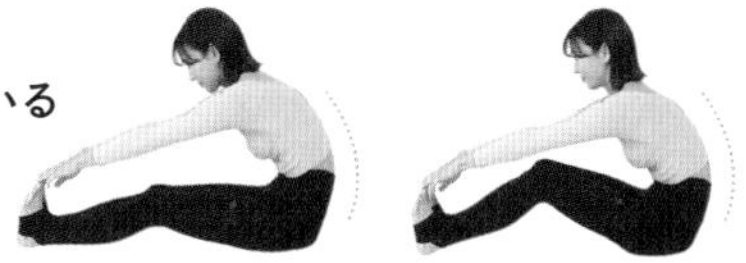

腰が丸まっている状態でやると、脚のつけ根が伸びてしまい、裏ももやふくらはぎが伸びません。

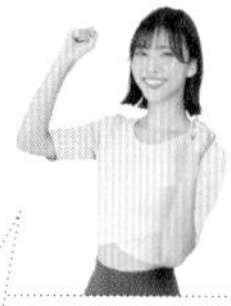

毎日続けていると
だんだん後ろに下がる
長さが伸びてきます！
そうなると長座前屈も
しやすくなっているので
試してみて！

2 お尻歩きをして後ろに動く

そのまま、お尻を後ろに引いて動かします。ひざは曲がったままでOK。これ以上後ろに下がらないところで30秒キープします。

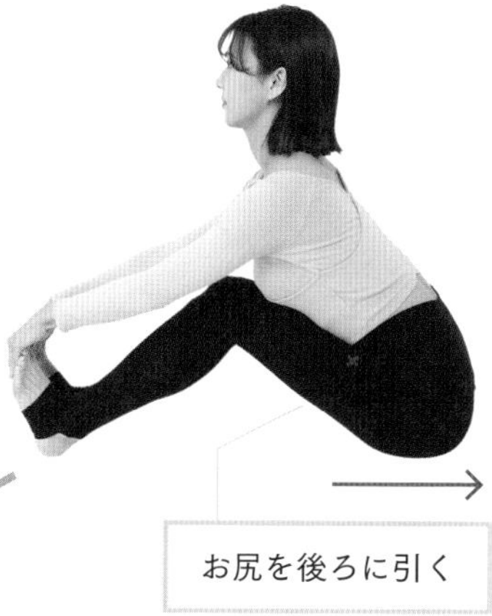
お尻を後ろに引く

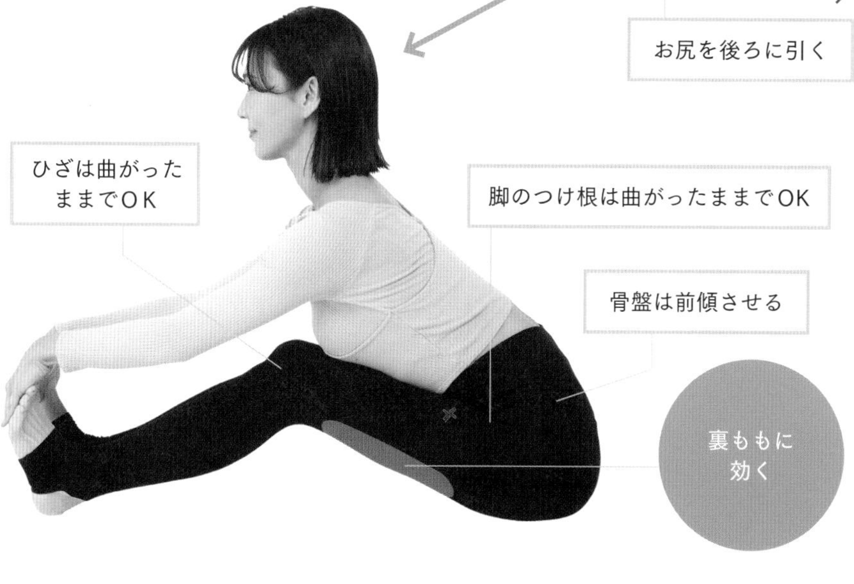
ひざは曲がったままでOK
脚のつけ根は曲がったままでOK
骨盤は前傾させる
裏ももに効く

裏もものストレッチ 03　伸ばす → 伸ばす → 活性化させる

裏ももを活性化させる ハーフブリッジ

動画はこちら

ヨガのポーズの一つです。横から見ると「半分の橋」のような形になるストレッチ。お尻を丸め込む意識で行うと裏ももに効かせることができます！

30秒

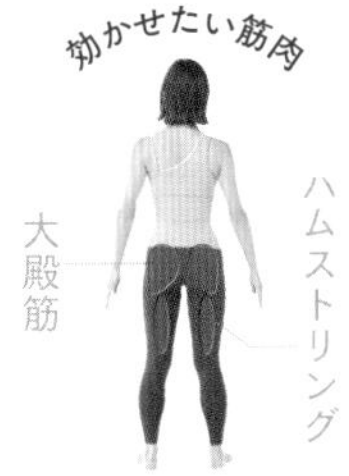

効かせたい筋肉
大殿筋
ハムストリング

このお悩みに効く！ ☑外ももの張り ☑ヒップアップ ☑姿勢改善

1 仰向けになり、ひざを立てる

仰向けになり、両脚は腰幅に開いてひざを立てます。腕は体の横に添えます。

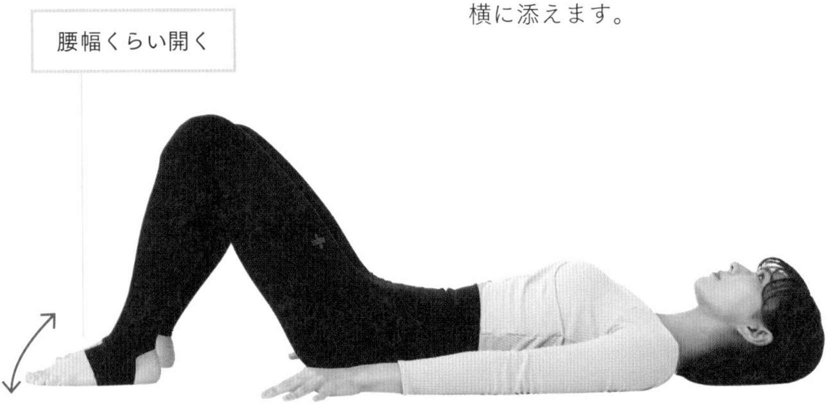

腰幅くらい開く

× NG 腰が反っている

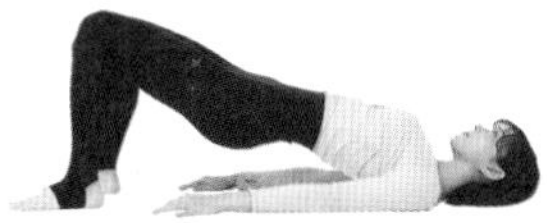

腰が反って行ってしまうと、腰を痛めることも。裏ももやお尻には効かせられません。高く上げすぎにも注意を。

上級者編

つま先を上げる!

お尻を上げるときにつま先を上げると、さらに裏ももに効きます。お尻と裏ももの境目ができやすくなりますよ！

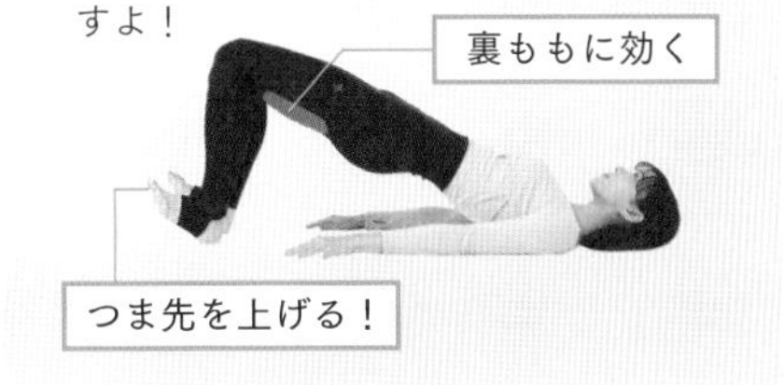
裏ももに効く
つま先を上げる！

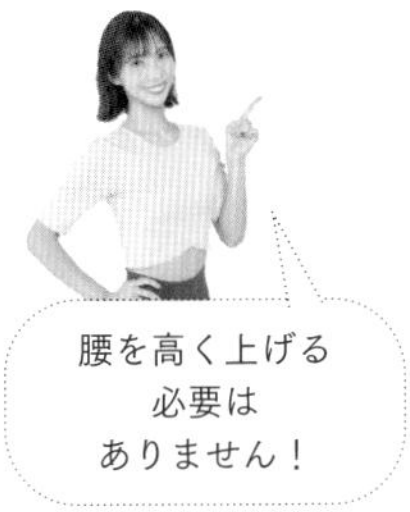
腰を高く上げる
必要は
ありません！

2 お尻を上げる

息を吐きながら、天井に向かってお尻を上げます。ゆっくり息を吸いながら 1 に戻り、お尻の上げ下げを30秒続けます。

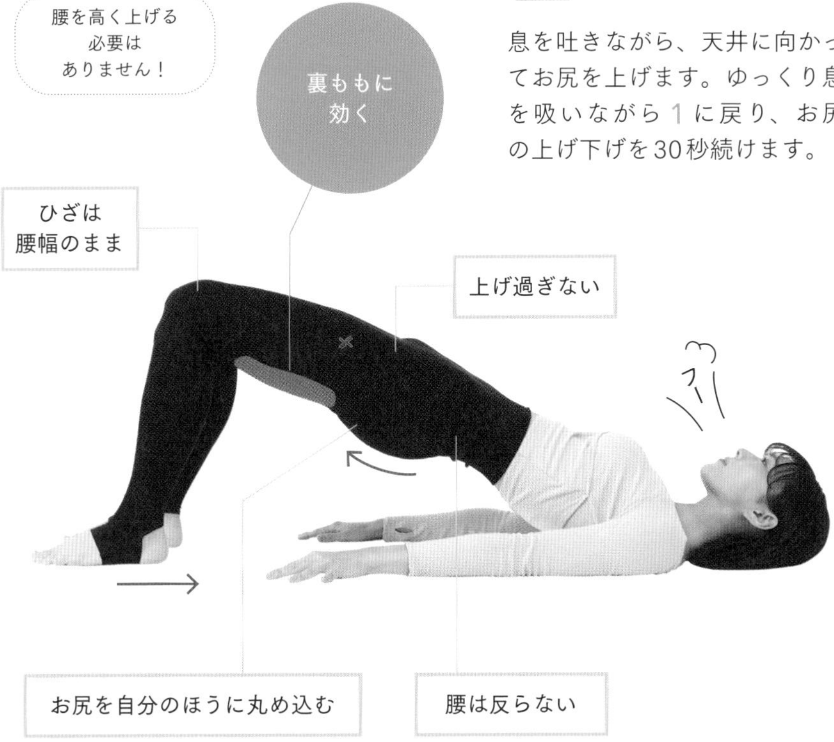
裏ももに
効く
ひざは
腰幅のまま
上げ過ぎない
お尻を自分のほうに丸め込む
腰は反らない

動画はこちら

内ももを伸ばす
カエル足ストレッチ

カエルの足のようなポーズをとって、脚のつけ根を伸ばすストレッチです。内ももだけでなく股関節の前側にも効くので、開脚ができない人におすすめです。

30秒

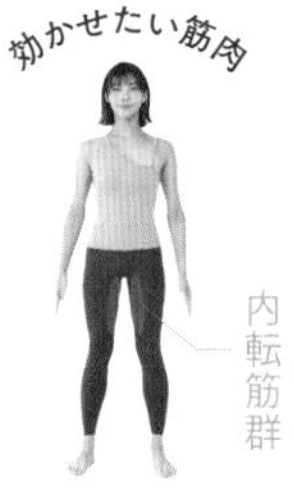
効かせたい筋肉
内転筋群

このお悩みに効く！ ☑内もものたるみ ☑O脚 ☑むくみ

1 四つ這いの状態から両ひざを大きく開く

四つ這いの状態から左右にひざを開きます。両ひじは床につけます。両手は組んだ状態に。

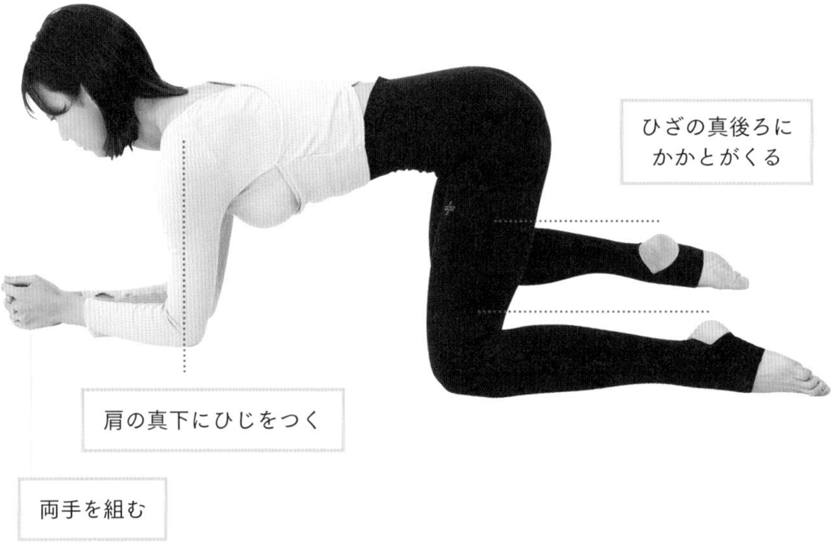
ひざの真後ろにかかとがくる
肩の真下にひじをつく
両手を組む

Point

腰が丸まらないようにお尻を引く

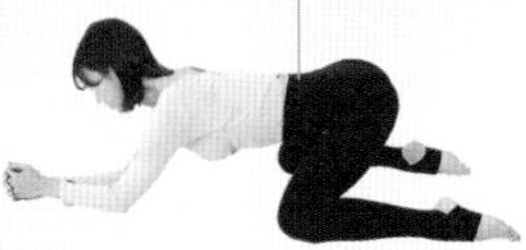
腰が丸まらないように

ストレッチしているうちに腰が丸まってしまうことがあるので、注意しましょう。股関節の前側にも効きます。

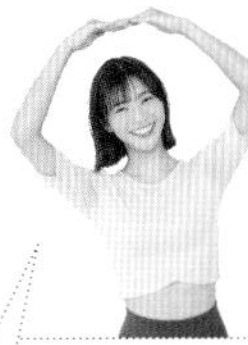
つらい人は
両手を床についた状態
で行ってもOK!

2 お尻を引く

1の状態のまま、息を吐きながら背中を床と水平に保ったまま後ろに引きます。1に戻ってお尻を引くのを30秒繰り返します。

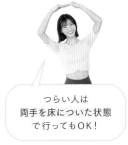

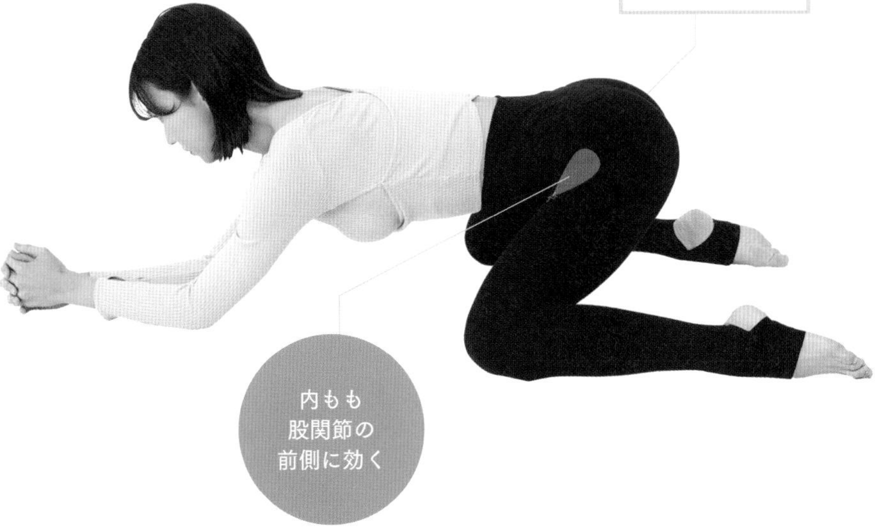
お尻を突き出す
内もも
股関節の
前側に効く

内転筋のストレッチ02　伸ばす → 伸ばす → 活性化させる

動画はこちら

内ももに効く
すべり台ストレッチ

運動が苦手な人や体がガチガチに硬い人におすすめのストレッチ。片ひざを立てて行うことで簡単に内ももを伸ばすことができます。

30秒

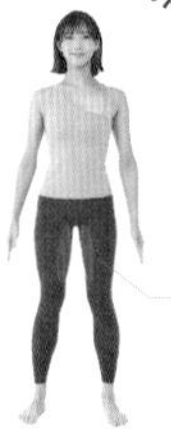

効かせたい筋肉
内転筋群

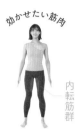

このお悩みに効く！ ☑内もものたるみ ☑O脚 ☑腰痛

1 ひざ立ちして、右脚を伸ばす

ひざ立ちして、右脚を真横に伸ばします。両手は腰に添えます。

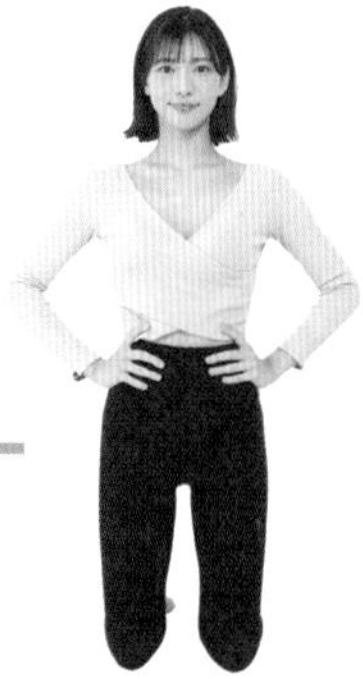

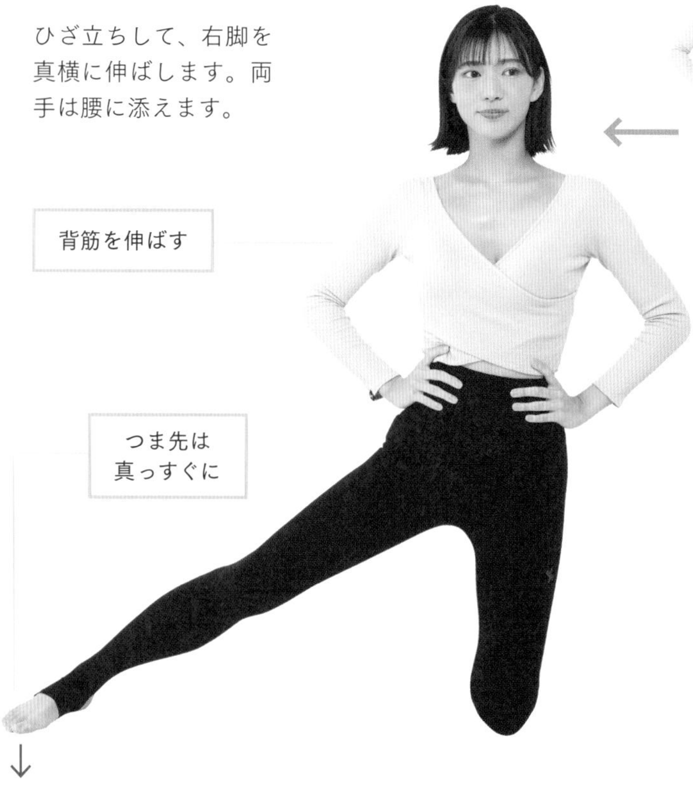

背筋を伸ばす
つま先は真っすぐに

× NG

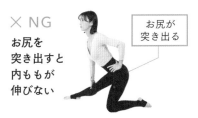

お尻を突き出すと内ももが伸びない

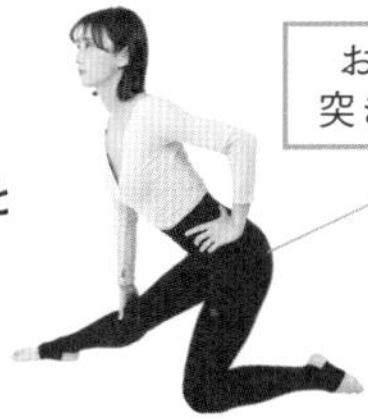
お尻が
突き出る

上半身を倒すときにお尻が突き出すのはNG。内ももが伸びません。

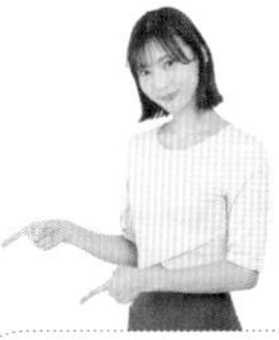
無理に倒さなくてもOK。
自分が気持ちのいいところで
キープして。内ももが
伸びるのを感じましょう！

2 体を右に倒す

右手をひざ以外の脚の部位に添えて伸ばしながら、上半身をゆっくり右に倒します。15秒キープしたら反対側も同様に。

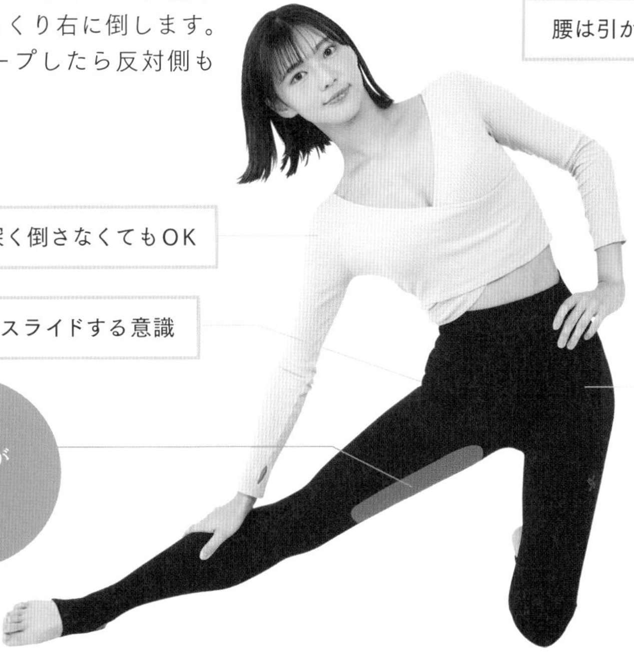
腰は引かない
深く倒さなくてもOK
お尻を左にスライドする意識
内ももが
伸びる

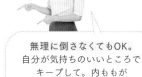

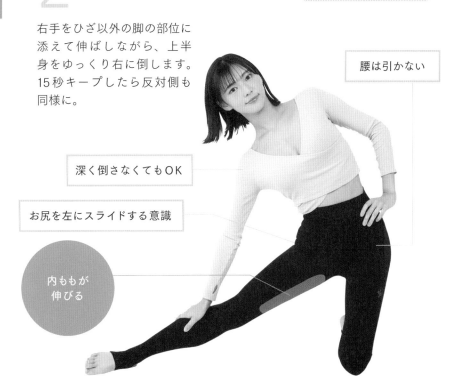

内転筋のストレッチ03　伸ばす → 伸ばす → 活性化させる

動画はこちら

内ももを活性化させる ひざパカエクササイズ

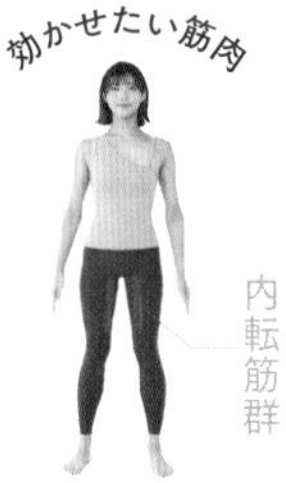
効かせたい筋肉
内転筋群

内ももを伸ばしたら、最後はしっかり筋肉を使って鍛えましょう。仰向けの状態で行うので、初心者でも内ももを使う感覚をつかむことができます。

30秒

このお悩みに効く！ ☑内もものたるみ ☑O脚 ☑下腹ぽっこり

1 タオルを両足で挟んで両ひざを上げる

仰向けになり、両脚でタオルを挟みます。両ひざが90度になるように上げましょう。両手は体の横に添えます。

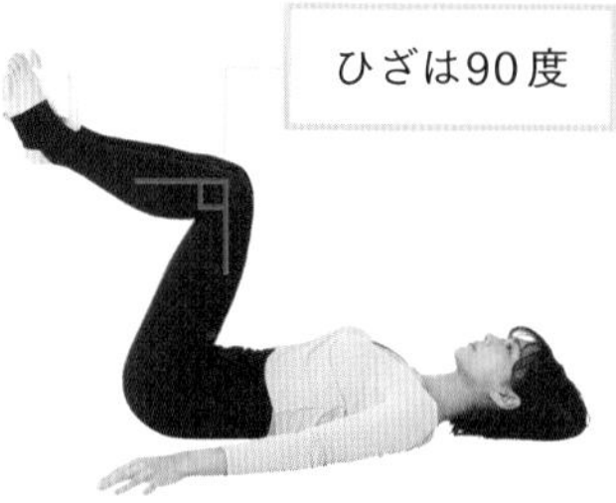
ひざは90度

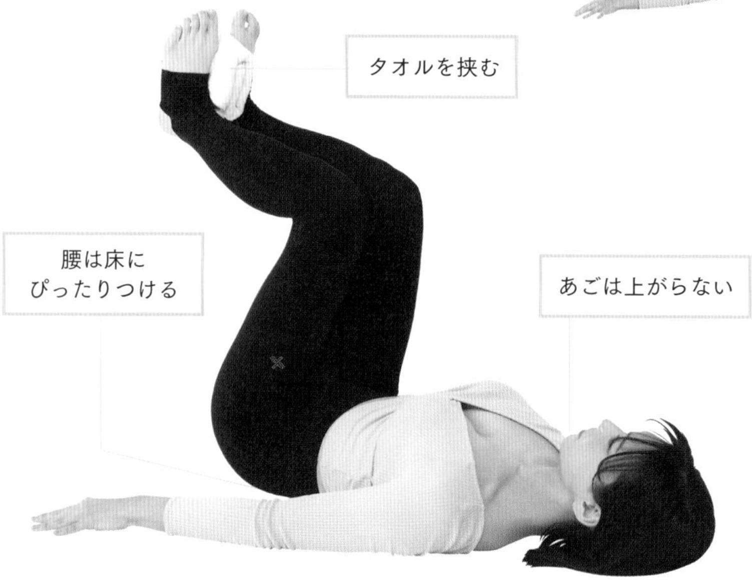
タオルを挟む
腰は床に
ぴったりつける
あごは上がらない

初心者向け

横向きに寝て、ひざを開く

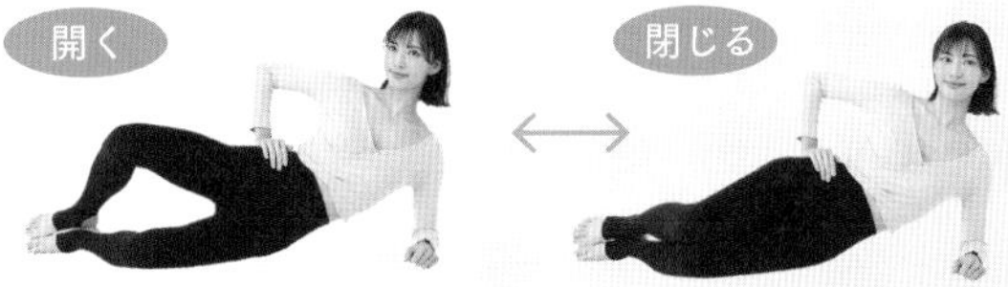
開く
閉じる

仰向けがつらい人は、横向きに寝て、ひざを開く・閉じるを繰り返し行っても内ももを鍛えることができます。

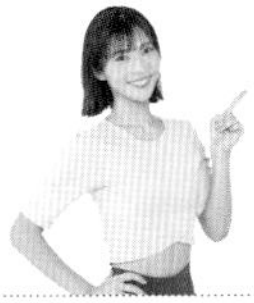

空のペットボトルや
少し空気が抜けたボールを
挟むと、より内ももに
効きやすいです！

2 ひざを開く

タオルを挟んだまま、息を吐きながらひざを開きます。タオルを落とさないようにするのがポイント。1 に戻ってひざを開くのを 30 秒繰り返します。

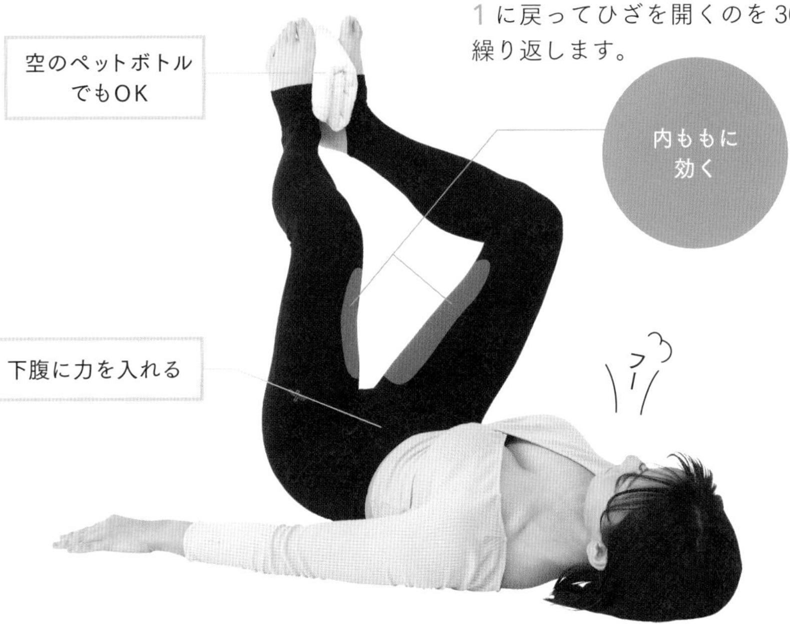
空のペットボトル
でもOK
内ももに
効く
下腹に力を入れる
フー

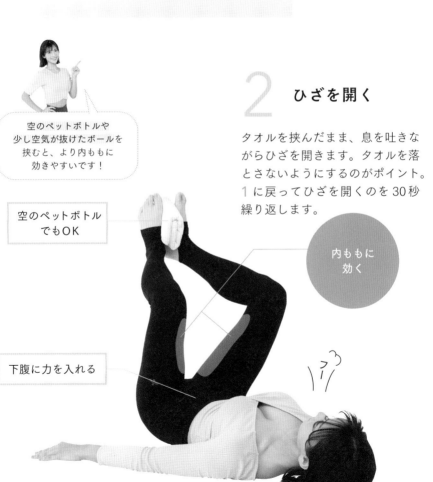

大殿筋のストレッチ01 緩める → 伸ばす → 活性化させる

動画はこちら

大殿筋を緩める お尻体重乗せマッサージ

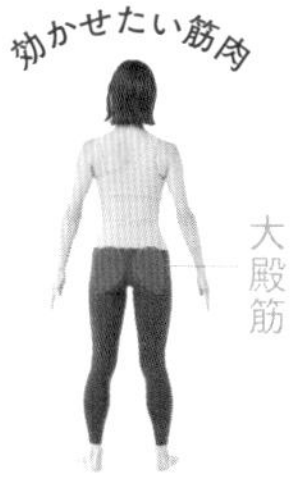
効かせたい筋肉
大殿筋

長時間のデスクワークなどでお尻の筋肉を動かしていない人は、硬くなっています。お尻をストレッチする前に、まずは緩めて動きやすくしましょう！

30秒

このお悩みに効く！ ☑ヒップアップ ☑美脚 ☑骨盤の歪み

1 両ひざを立てて座る

両ひざを立てて座り、手は体の後ろの床につけます。

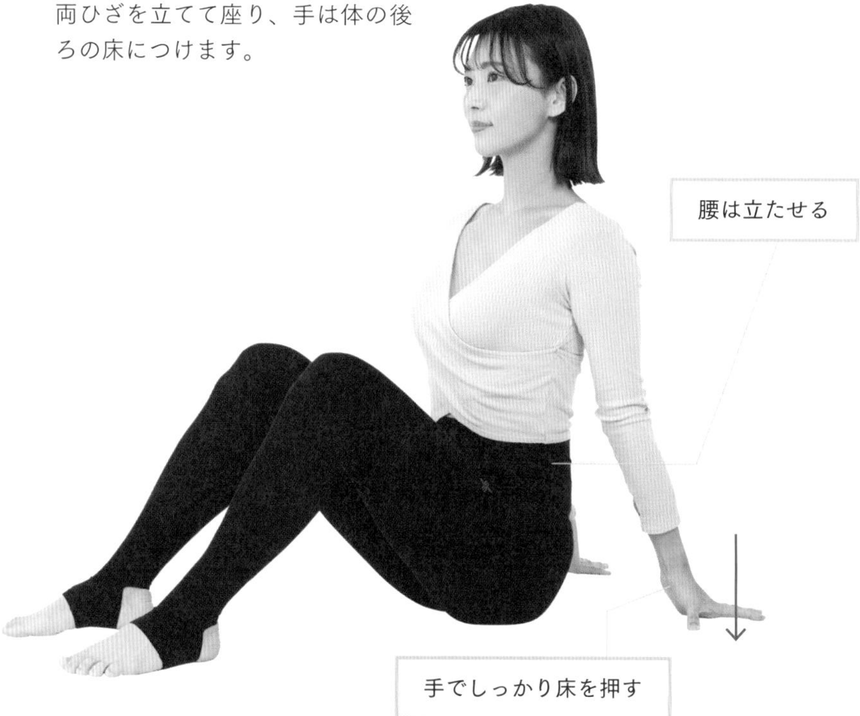
腰は立たせる
手でしっかり床を押す

初心者向け

つま先を床につけて行うのでもOK!

腰が丸まってしまう人や姿勢が安定しない人は、つま先を床につけてお尻をユラユラ動かしましょう!

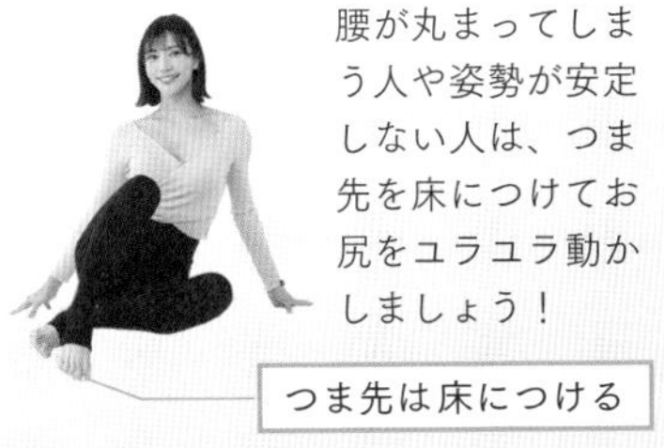
つま先は床につける

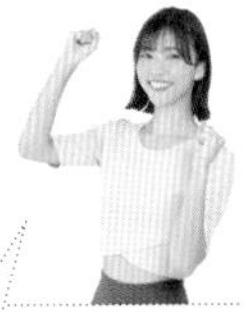
腰が丸まってしまうと
脚のつけ根が伸びません。
お尻の筋肉をピンと張りたい
ので腰を立たせて行うように
しましょう!

2 両足を浮かせて、お尻をユラユラ動かす

両脚を浮かせて、お尻をゆっくりユラユラ動かします。腰が丸まらないようにするのがポイント。15秒続けたら反対側も同様に。

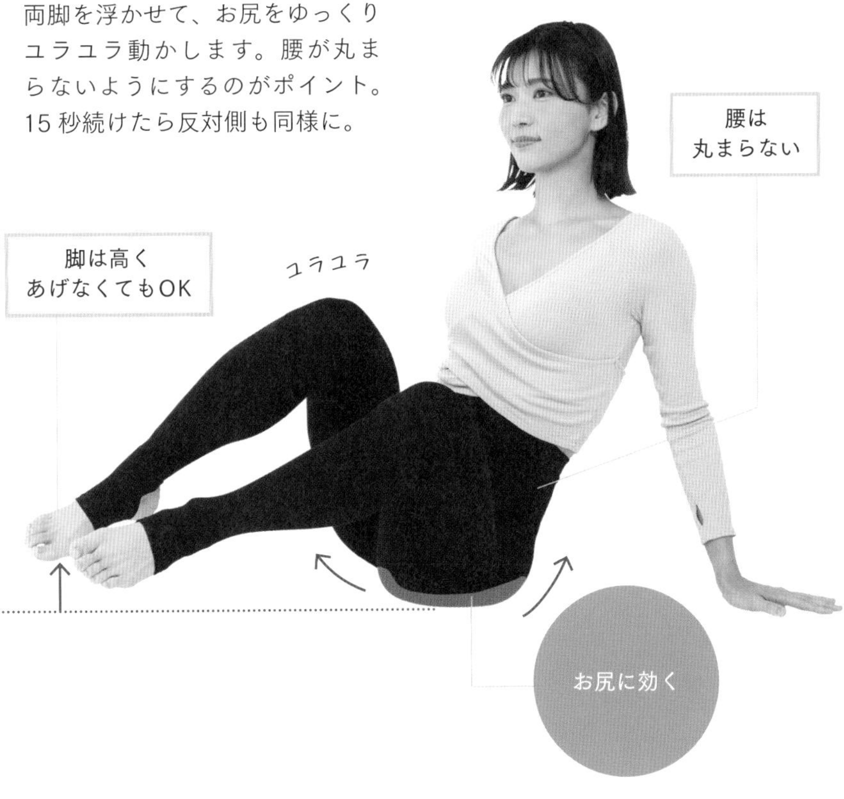
腰は
丸まらない
脚は高く
あげなくてもOK
ユラユラ
お尻に効く

大殿筋のストレッチ02　緩める → 伸ばす → 活性化させる

動画はこちら

大殿筋を伸ばす
4の字ストレッチ

お尻をほぐしたら次のステップでしっかり伸ばしましょう。お尻の筋肉を伸ばすことで股関節の柔軟性アップに繋がり、下半身の血流の改善も期待できます。

30秒

効かせたい筋肉

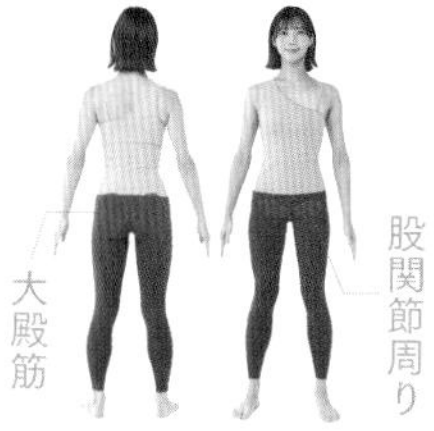

大殿筋
股関節周り

このお悩みに効く！　☑腰痛　☑美脚　☑骨盤の歪み

1 仰向けになって片方の脚のひざを曲げる

仰向けになり、ひざを曲げます。左足首を右ひざ上に乗せて4の字のような形を作ります。両手は体の横に添えます。

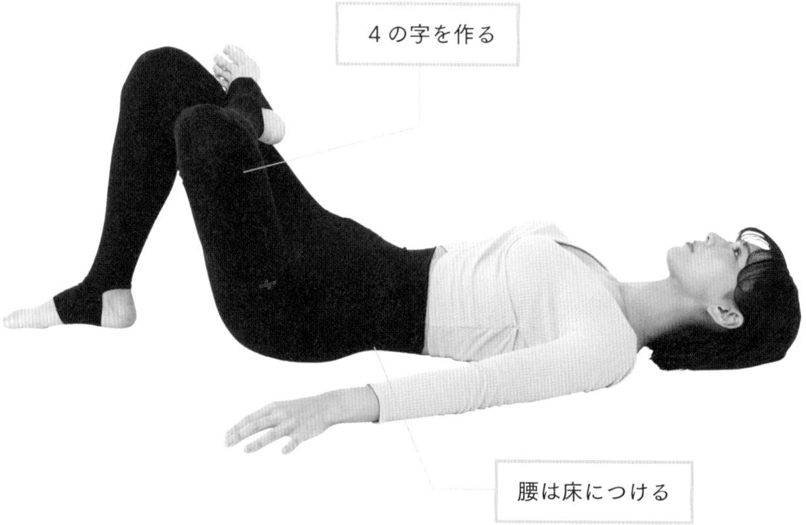

4の字を作る
腰は床につける

上級者編

右の太ももの裏側で手を組むともっと伸ばせる

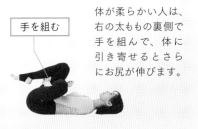

体が柔らかい人は、右の太ももの裏側で手を組んで、体に引き寄せるとさらにお尻が伸びます。

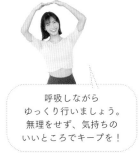

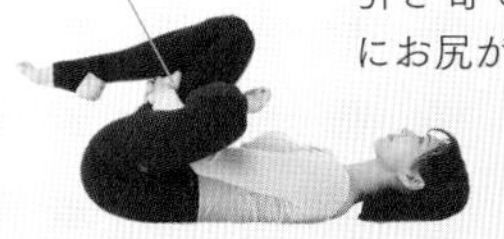
手を組む

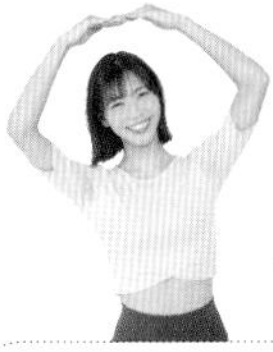
呼吸しながら
ゆっくり行いましょう。
無理をせず、気持ちの
いいところでキープを！

2 右脚を体に引き寄せる

息を吐きながら右脚のひざ辺りか、裏ももに両手を添え、体にゆっくり引き寄せてお尻を伸ばします。15秒キープしたら反対側も同様に。

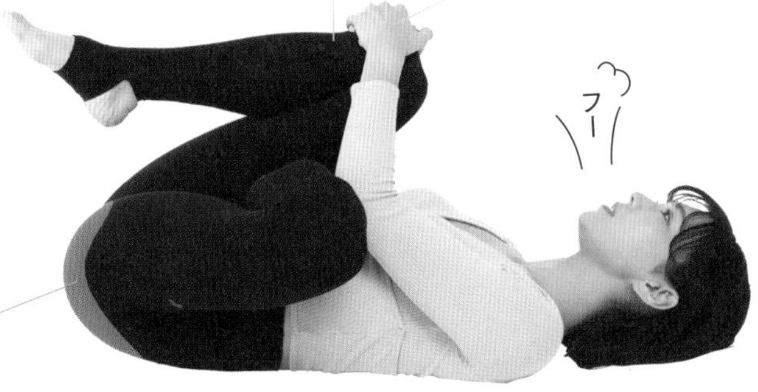
つま先は真っすぐ
ひざを引き寄せる
手は軽く添える
フー
大殿筋が伸びる

動画はこちら

大殿筋を活性化させる ピジョンストレッチ

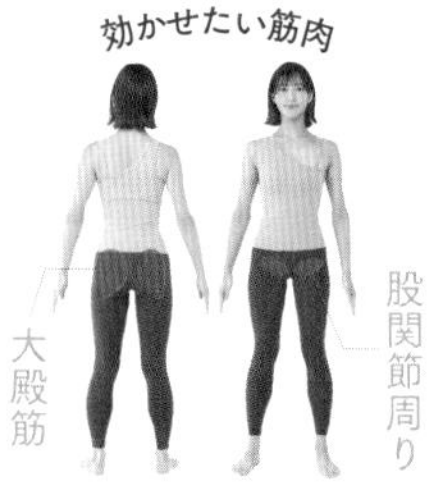
効かせたい筋肉
大殿筋
股関節周り

お尻はストレッチだけでは、引き締め効果が薄いので、活性化させることでヒップアップします。お尻の筋肉を意識して行うことがポイントです。

30秒

このお悩みに効く! ☑むくみ ☑美脚 ☑ヒップアップ

1 右脚を右手の内側に置く

四つ這いの状態から、右脚を右手の内側に置きます。ひざの真下にかかとがくるようにします。

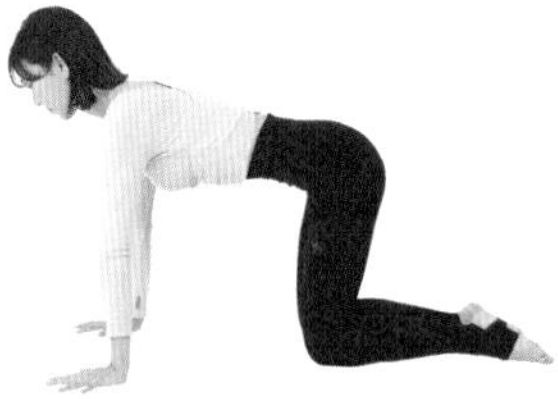

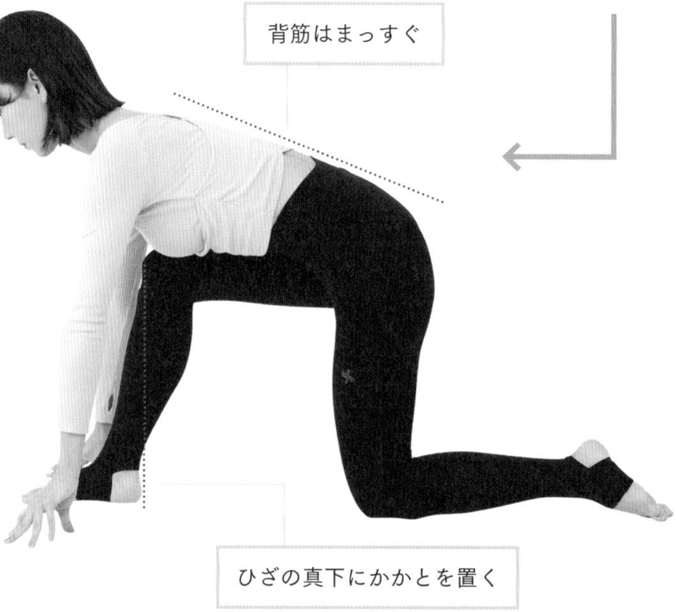
背筋はまっすぐ
ひざの真下にかかとを置く

上級者編

おへそを床までつける

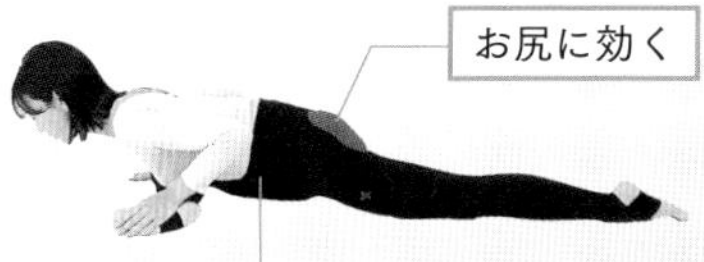
お尻に効く
おへそを床につける意識で

余裕がある人は、ベタッとおへそを床に近づける意識で深く上半身を倒すとしっかりお尻を鍛えることができます。

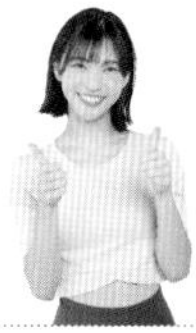

曲げている脚のすねや
足全体で床を押すと、
より股関節が伸びます

2 右ひざを倒しながら左脚を伸ばしつつ、上半身を倒す

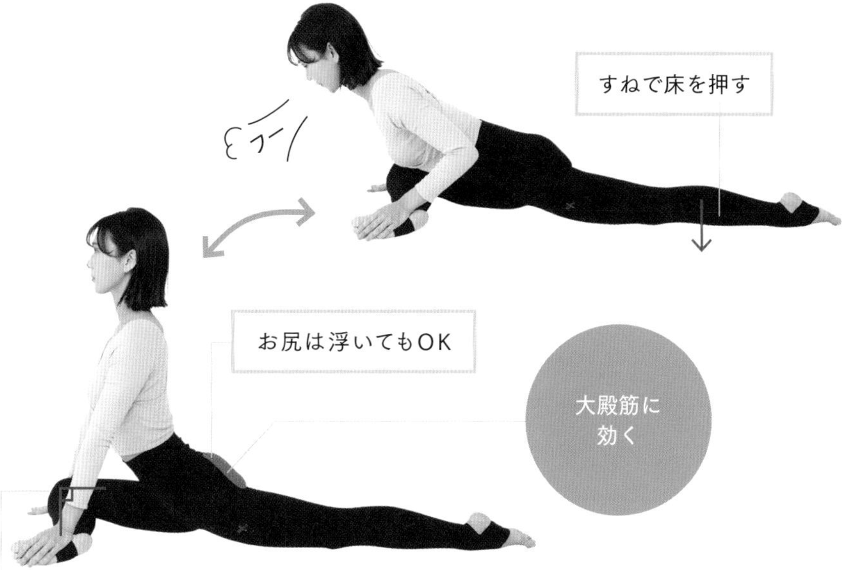
フー
すねで床を押す
お尻は浮いてもOK
大殿筋に
効く
ひざの角度は
90度に

右脚のかかとを左手首の方へとずらし、ひざ下全体を床につけます。後ろの左脚を伸ばし、上半身を倒します。お尻の筋肉を使いながらゆっくり体を起こしましょう。上半身を倒して起こすのを15秒続けます。脚を入れ替えて反対側も同様に。

教えて！
さきさん！

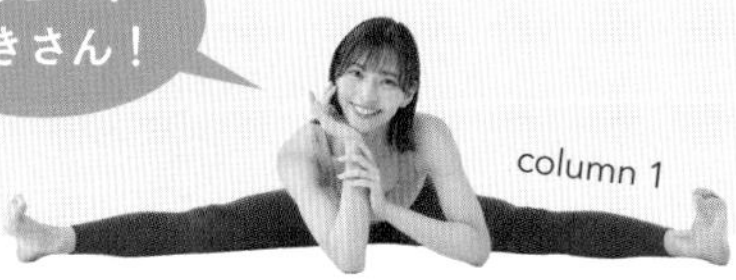

column 1

ストレッチを続けるモチベーションは どうやってキープするの？

初日は「やるぞ！」と思っても、続けていく間に飽きてしまったり、仕事や遊びが忙しく時間が取れなくなったりして、なかなか続かないものですよね。そういった場合におすすめなモチベーションアップの方法を2つ紹介します。

写真などでBefore Afterの記録を残す

毎日ストレッチをやっていても、なかなか自分の体の変化には気がつけないもの。そこでおすすめなのが、毎日写真を撮ることです。今日は脚をここまで広げることができた、前屈で指先が床についたなど、写真で記録を撮っておくと、後から見て自分の体の変化がわかりやすく、モチベーションアップに繋がります。SNSなどに上げて、親しい友人にシェアしてチェックしてもらうのもおすすめ。私は体型の変化もいつも記録しています！

ストレッチをするハードルを下げる

初日はやる気満々で「1時間ストレッチするぞ！」と張り切ってストレッチしても次の日はつらくて続かなくて失敗→私ってダメだなあと落ち込んでしまって、ストレッチから遠ざかってしまう…という人はけっこういます。
なので、私は「何をやるか」より「いつまでやるか」を目標にしています。例えば、ストレッチのプログラムを1日3つ、3日間やると目標にしたら、2日目にできなくても、3日目はできなかった2日目のプログラムをやればOK。できない日があってもやろうと決めた日までは投げ出さないようにしています。
それくらいハードルを下げると、ストレッチを続けることができます。
また、ストレッチを楽しいことと結び付けてやるというのもいいと思います。1週間続けたら、好きなスイーツを食べようとか、自分にご褒美を与えて続けるのも一つの手です。ただし、食べすぎないように注意しましょう。

私は仕事で体を調整しないといけないとき、周りの人に宣言しています。宣言することでその人たちの前ではさぼれないし、みんなに励ましてもらえるのでがんばろうと思えます！

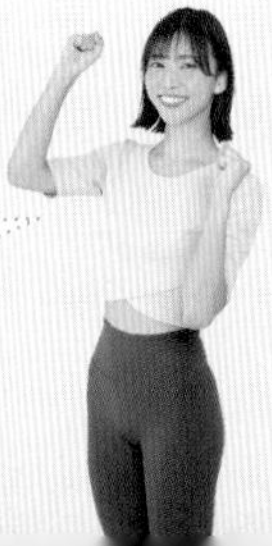

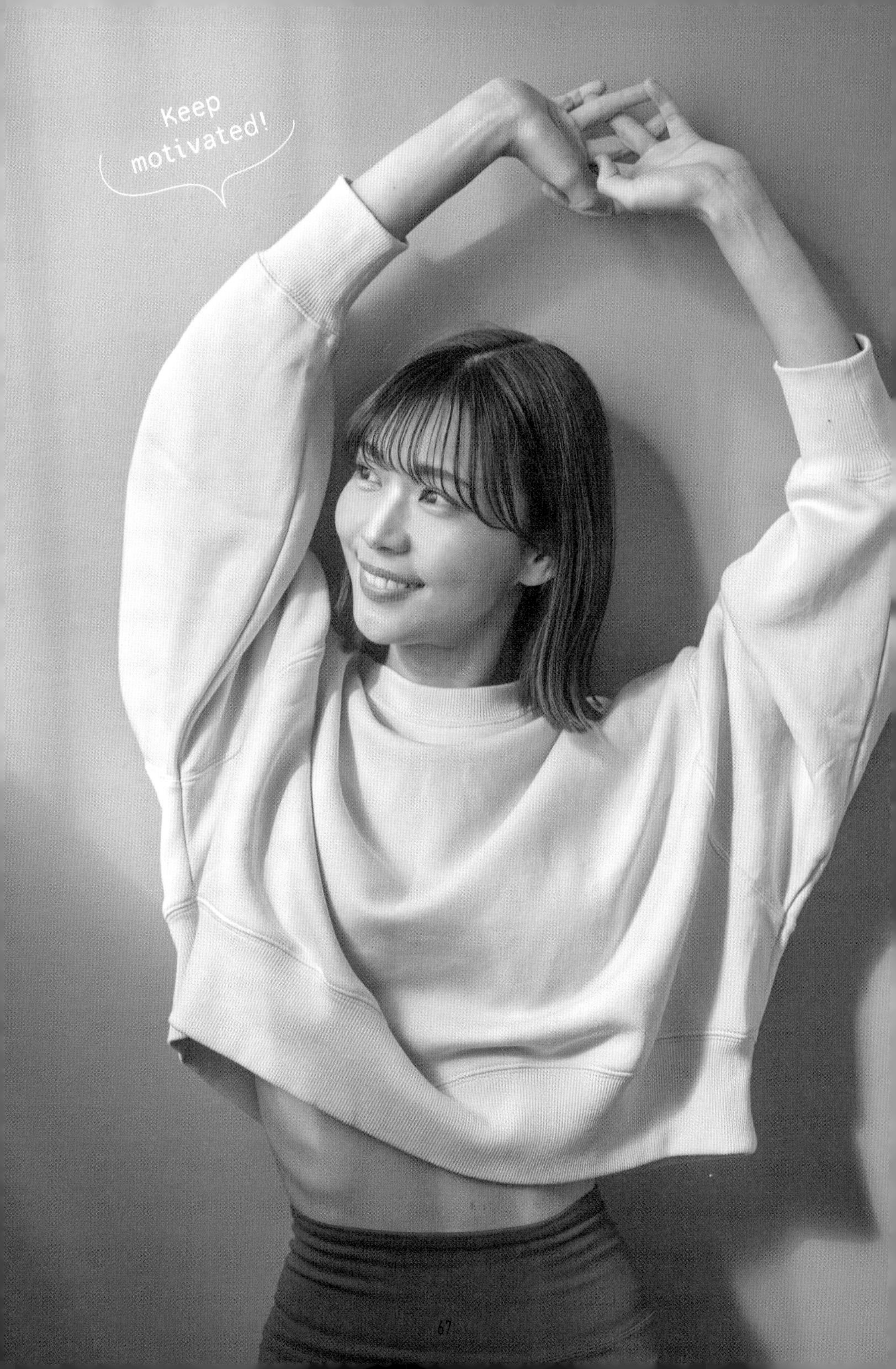
Keep
motivated!

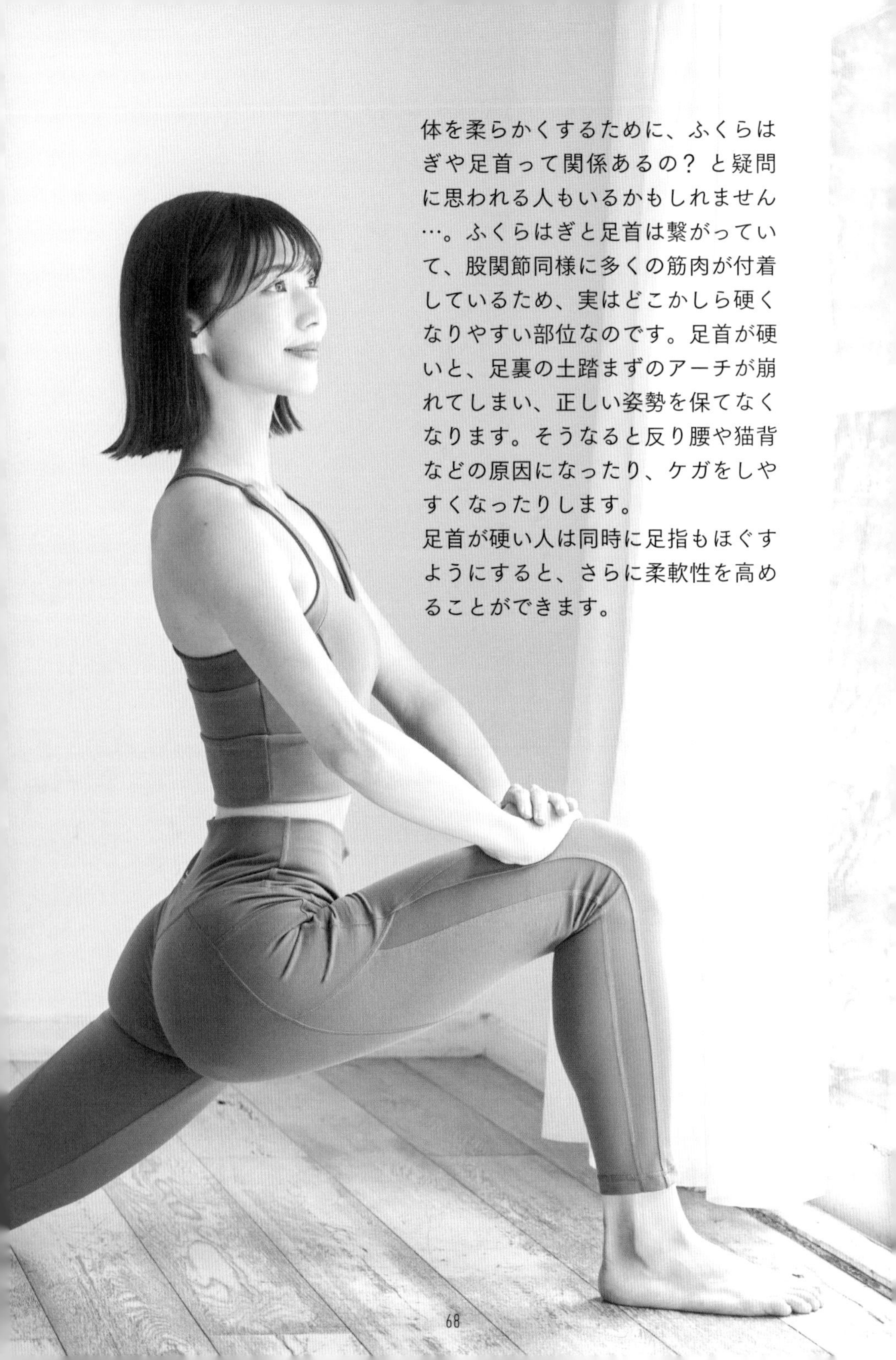

体を柔らかくするために、ふくらはぎや足首って関係あるの？ と疑問に思われる人もいるかもしれません…。ふくらはぎと足首は繋がっていて、股関節同様に多くの筋肉が付着しているため、実はどこかしら硬くなりやすい部位なのです。足首が硬いと、足裏の土踏まずのアーチが崩れてしまい、正しい姿勢を保てなくなります。そうなると反り腰や猫背などの原因になったり、ケガをしやすくなったりします。

足首が硬い人は同時に足指もほぐすようにすると、さらに柔軟性を高めることができます。

PART 3

足首をほぐしてむくみ・冷え性を改善！

ふくらはぎ・足首のストレッチ

ガチガチに硬い
山本さんが
チャレンジ！

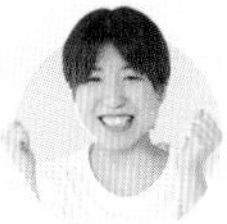

ふくらはぎ・足首をほぐしストレッチすると…

ふくらはぎ、足首をしっかりストレッチしましょう。動きの地味なストレッチが多いですが、しっかり効きます！足指をほぐすと足先もぽかぽか温かくなるので、冷え性の人におすすめです。

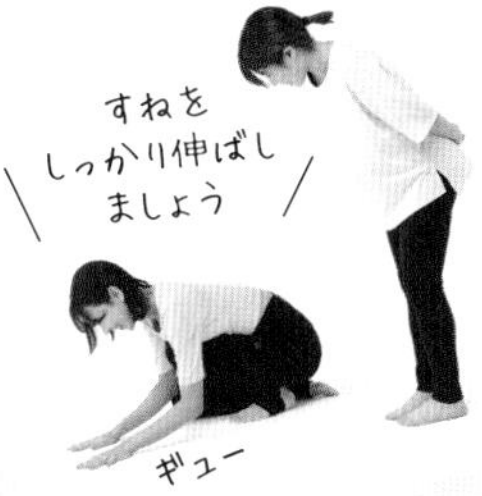
すねを
しっかり伸ばし
ましょう
ギュー

90秒間
ストレッチする
だけで

Before

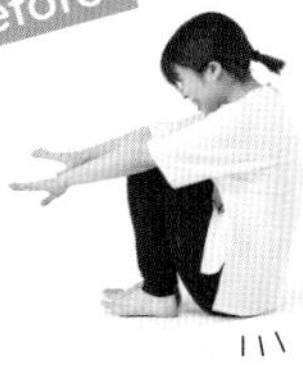

かかとをつけて
しゃがむと
後ろに倒れちゃう～

After

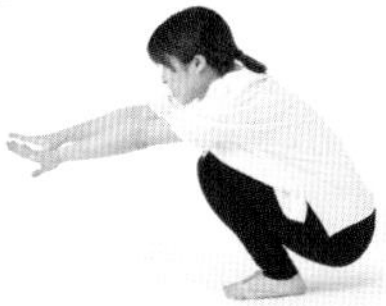

かかとをつけて深く
しゃがむことができた！

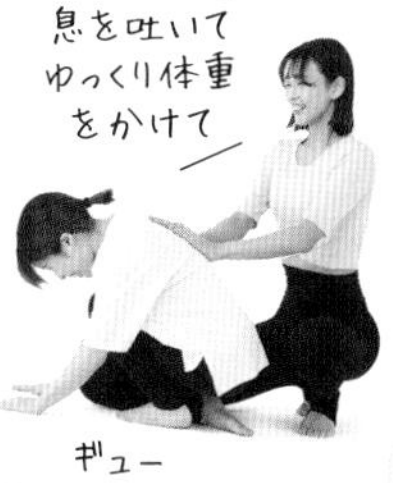
息を吐いて
ゆっくり体重
をかけて
ギュー

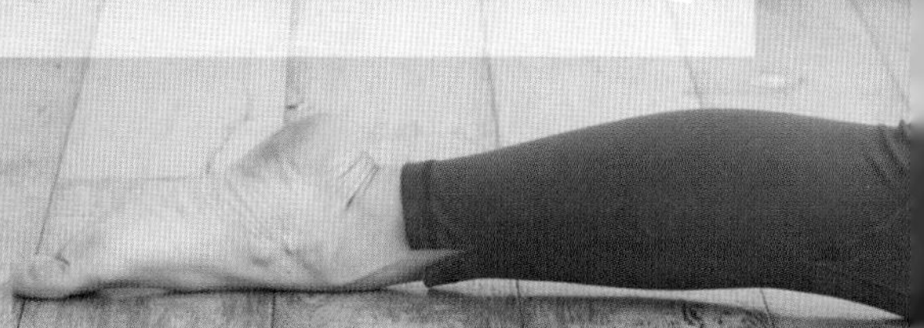

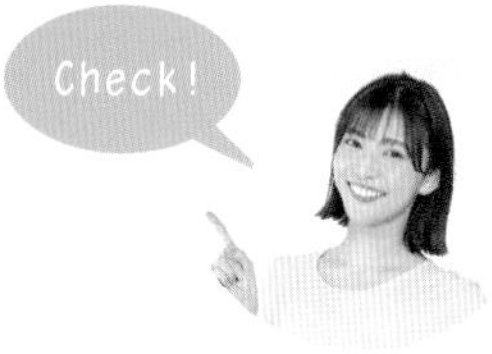

足首の硬さとふくらはぎの張りをほぐして血流改善

P.26の硬さチェックで、深くしゃがむとかかとが浮く、後ろに倒れてしまう人は、**ふくらはぎ・すねの筋肉や足首が硬くなっています。**これは単に運動不足というだけでなく、最近の生活スタイルでは**深くしゃがむことが少ない**ためでもあります。

足首を反らすときに使うすねの筋肉や足裏の筋肉が弱っていると、その代わりにすねの裏のふくらはぎの筋肉を使いすぎてしまいます。それによって、ふくらはぎが張ったりむくんだりしてしまうのです。

ふくらはぎの筋肉はひざの曲げ伸ばしや足首を動かすために使われるだけでなく、**下半身の血を心臓に送るポンプ作用の役割**もあります。

長時間のデスクワークで同じ姿勢で脚を動かしていなかったり、逆に立ち仕事でふくらはぎを使いすぎていると、血流が滞ってしまったり、筋肉が硬くなってしまったりします。

そうなると、足首の柔軟性が失われてしまい、ひざに負担がかかり痛みを感じたり、脚が疲れやすくなったりするのです。

また、ふくらはぎが硬くなることで血行不良になり、下半身に老廃物が溜まります。**むくみや、冷え性の原因**にもなり、ボディラインの崩れを招きます。

こんな不調やボディラインのお悩みを改善！

ふくらはぎが硬いと血流が滞ってしまうので、むくみの原因に。また足裏の筋肉が硬いと足のアーチが崩れてしまい、扁平足や姿勢保持が難しくなります。ストレッチでほぐしましょう。

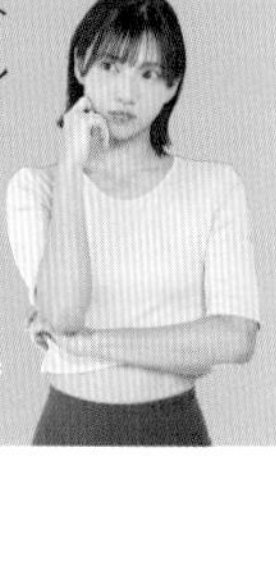

- ☑ ふくらはぎのむくみ
- ☑ 冷え性
- ☑ 扁平足
- ☑ ひざ痛
- ☑ 腰痛
- ☑ 姿勢改善

ふくらはぎ・足首周りの筋肉

ふくらはぎ・すねの筋肉

運動不足や逆に使いすぎによって硬くなる部位。ここが硬くなると足首が動かしにくくなります。使いがちなアウターマッスルの腓《ひ》腹《ふく》筋《きん》、インナーマッスルのヒラメ筋、弱くなりがちなすねの筋肉である前脛骨筋《ぜんけいこつきん》をしっかりストレッチしましょう。

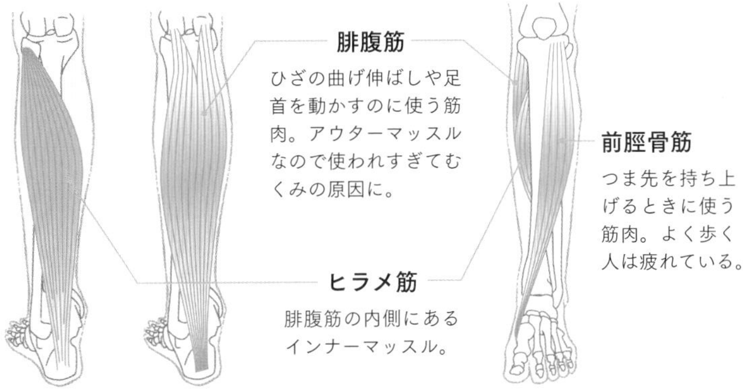
腓腹筋
ひざの曲げ伸ばしや足首を動かすのに使う筋肉。アウターマッスルなので使われすぎてむくみの原因に。
前脛骨筋
つま先を持ち上げるときに使う筋肉。よく歩く人は疲れている。
ヒラメ筋
腓腹筋の内側にあるインナーマッスル。

足裏の筋肉

しゃがんだときに倒れてしまうのは足首の硬さだけでなく、足裏の筋肉が硬くなっていてアーチがつぶれてしまっているのが原因。足指を動かすストレッチで、ほぐすのがポイントです。

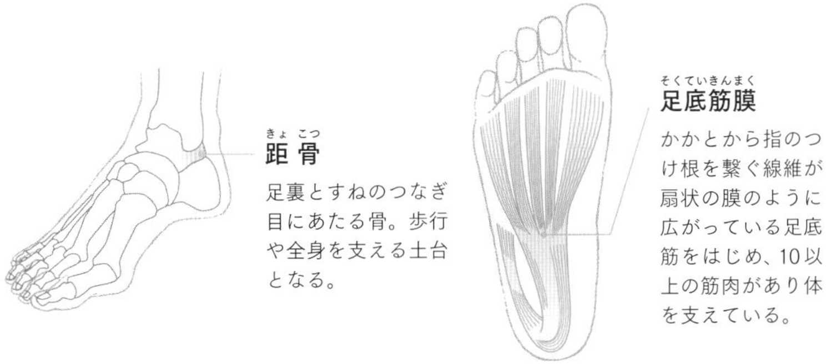
距《きょ》骨《こつ》
足裏とすねのつなぎ目にあたる骨。歩行や全身を支える土台となる。
足底筋膜《そくていきんまく》
かかとから指のつけ根を繋ぐ線維が扇状の膜のように広がっている足底筋をはじめ、10以上の筋肉があり体を支えている。

動画はこちら

ふくらはぎを緩める
正座で4の字ストレッチ

運動初心者でも簡単にできるふくらはぎのリリースです。ただ座るだけでほぐれるので、むくんでいるなと感じたら、就寝前に行うのがおすすめです。

30秒

効かせたい筋肉

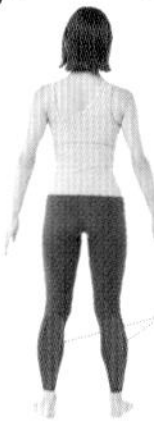
腓腹筋
ヒラメ筋

このお悩みに効く！ ☑むくみ ☑冷え性 ☑美脚

右足首を左脚の上にかける

四つ這いになって右足首を左脚の上にかけます。

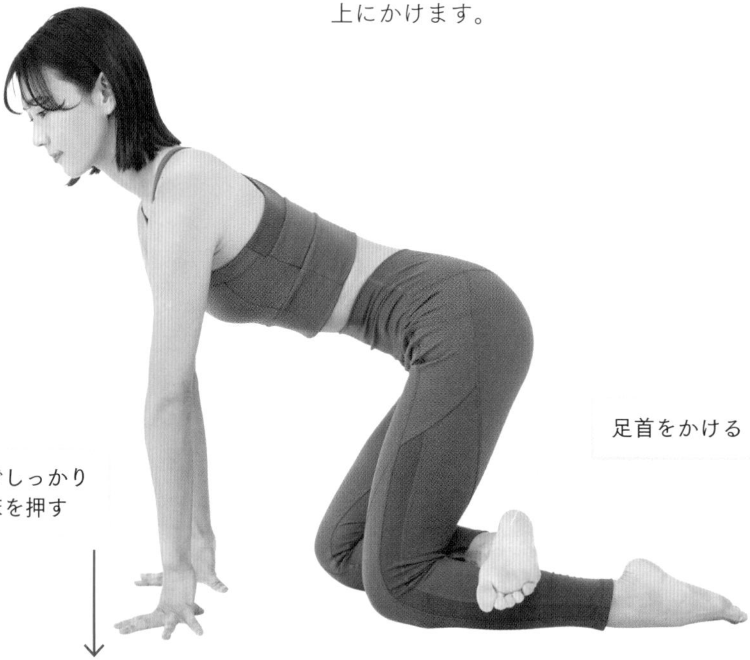
足首をかける
手でしっかり床を押す

初心者向け

ボールを使ってもOK

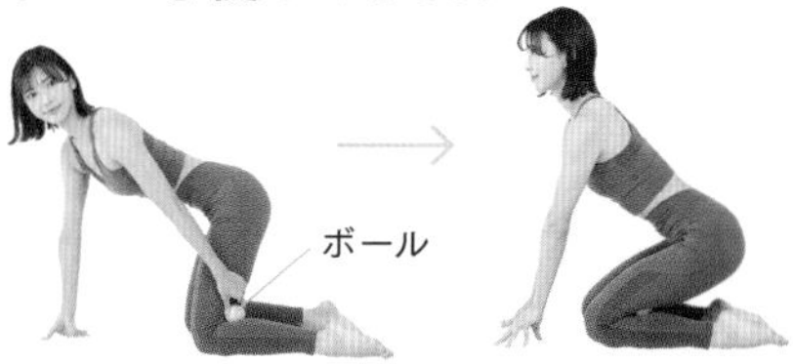
ボール

自分の脚を乗せてやるのがつらい人はボールをふくらはぎにセットして正座してもしっかりほぐせます。

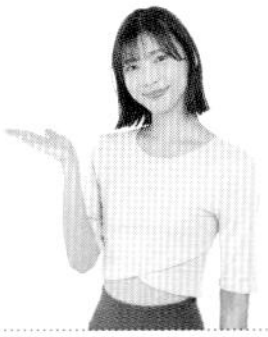
ふくらはぎが
硬い人は痛みを感じるので、
無理のない範囲で
行いましょう

2 正座の状態になる

そのままゆっくり腰を落として、正座の状態になります。右脚の位置を徐々にずらしてふくらはぎ全体をリリースします。余裕があればユラユラ体を揺らして15秒キープします。反対側も同様に。

腰は落とせる範囲でOK

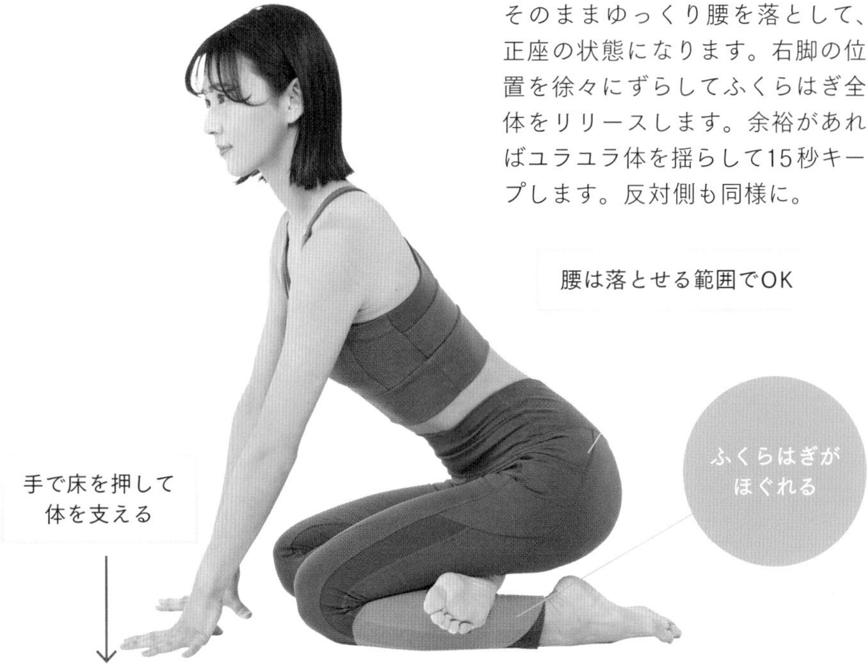
ふくらはぎが
ほぐれる
手で床を押して
体を支える

▲動画はこちら

ふくらはぎを伸ばす
ダウンドッグ

ヨガのポーズでもよく登場するダウンドックです。体が硬い人はひざが曲がってもいいので、頭から腰が一直線上になるように意識しましょう。裏ももやふくらはぎを伸ばすことができます。

30秒

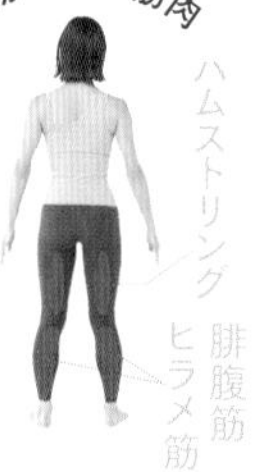
効かせたい筋肉
ハムストリング
腓腹筋
ヒラメ筋

このお悩みに効く！ ☑むくみ ☑冷え性 ☑垂れ尻

プランクの状態から お尻を高く上げる

両手を肩幅くらいに広げて、四つ這いになり、片脚ずつ後ろに引いてプランク。お尻を高く上げ、腰が丸くならないようにしましょう。かかとは浮かせてもOK。

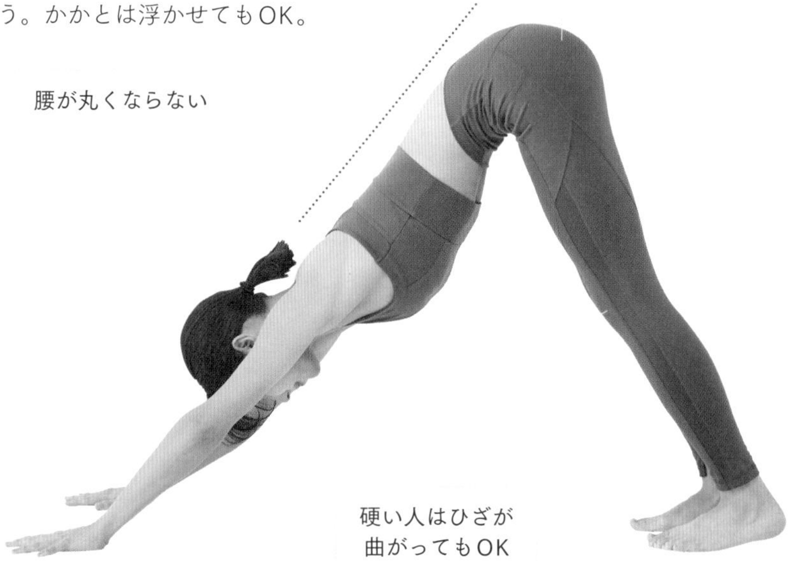
お尻を高く
上げる
腰が丸くならない
硬い人はひざが
曲がってもOK

Point

頭から腰まで一直線になるように

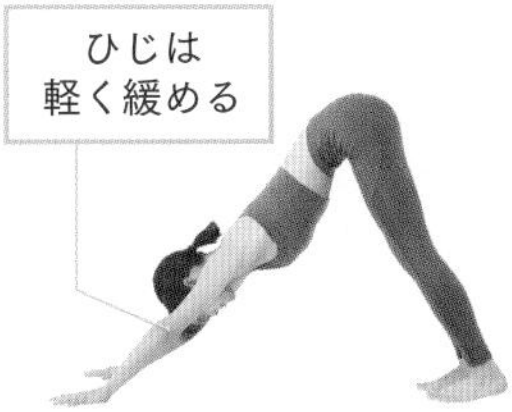
ひじは
軽く緩める

硬い人はひざが曲がってもいいので、頭から腰が一直線になるようにしましょう。ひじは軽く緩めるのがポイント。

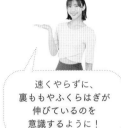

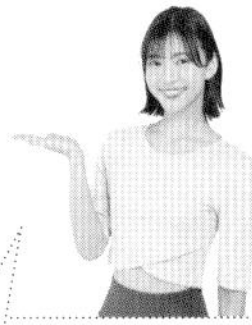
速くやらずに、
裏ももやふくらはぎが
伸びているのを
意識するように！

2 足踏みをする

その場で足踏みするようにかかとを床に近づけたり離したりします。息を吐くタイミングで床を踏むようにしましょう。30 秒続けます。

裏もも・
ふくらはぎが
伸びる
息を吐く
かかとを
床に近づける

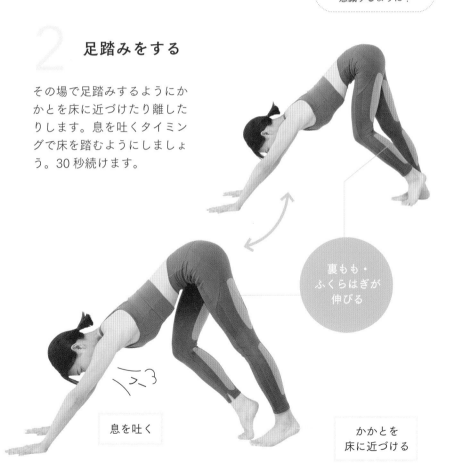

動画はこちら

すねを緩める

すねを挟んでマッサージ

脚がつったり、むくみやすかったりする人におすすめのマッサージです。マッサージすることですねの筋膜のコリをとり、筋肉をほぐすことができます。お風呂上がりにもおすすめです。

30秒

効かせたい筋肉

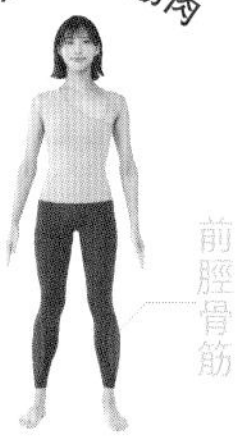

このお悩みに効く！ ☑むくみ ☑冷え性 ☑足の疲労

1 左ひざを立てて座り、すねに指を当てる

左ひざを立てて座り、右手ですねをつかみます。親指で内側のすねをつかみ、ほかの指で外側のすねをつかむのがポイントです。

親指は
指1本分くらい
ひざの下に当てる

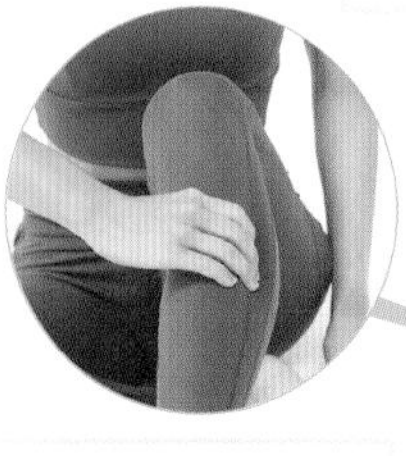

ほかの指でつかむ

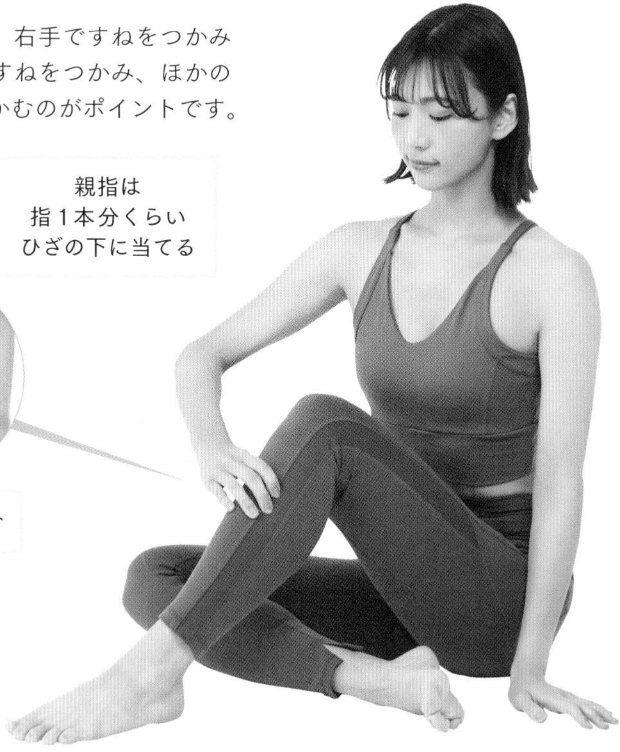

Point

親指でぐっと押す

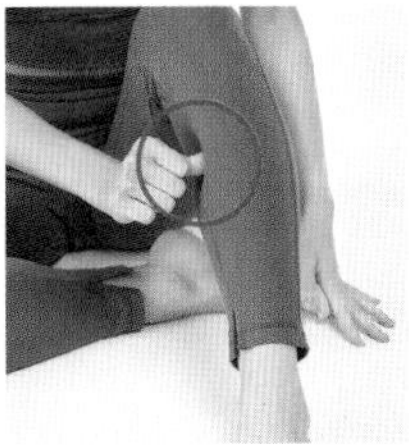

親指ですねの内側をぐっと押しながらほぐすことで、すねとふくらはぎの疲れがとれます。

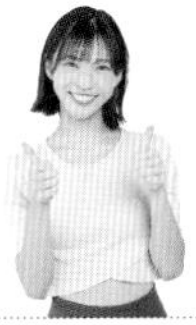

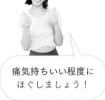

痛気持ちいい程度にほぐしましょう！

2 マッサージする

そのまま、すねにそって指で押しながら足首までマッサージします。15秒行ったら反対側も同様に。

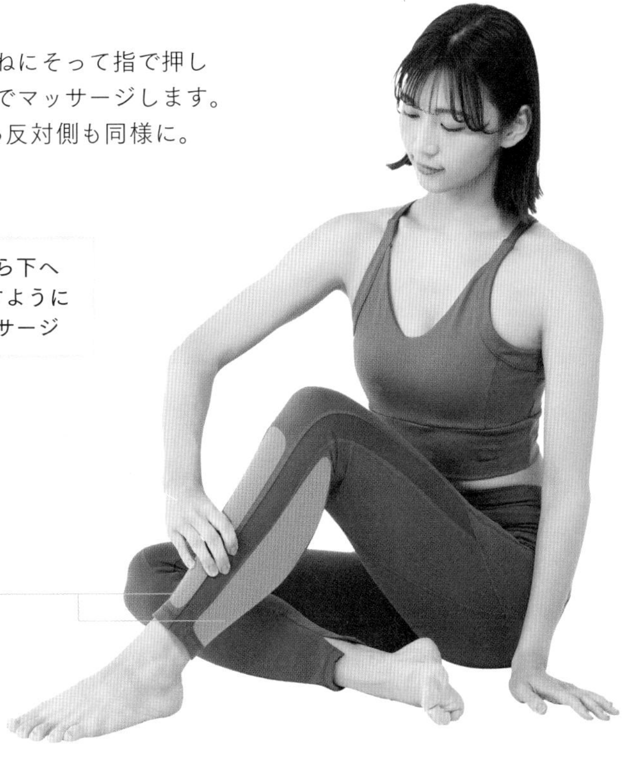

上から下へ
揺らすように
マッサージ

すね・
ふくらはぎが
ほぐれる

すねのストレッチ 02 緩める → 伸ばす

動画はこちら

すねを伸ばす
正座でフラミンゴ

深くしゃがめない人は、すねの筋肉の前脛骨筋が硬くなっていることが多いので、しっかり伸ばしましょう。正座の状態で行えるので、簡単にストレッチできます。

30秒

効かせたい筋肉

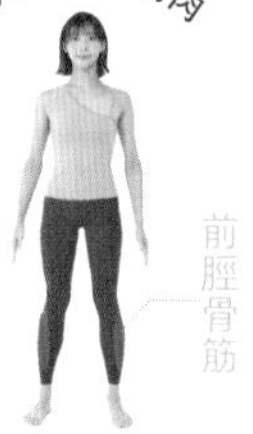
前脛骨筋

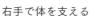

このお悩みに効く！ ☑むくみ ☑冷え性 ☑脚の疲労

正座をして
左手で左ひざを持つ

正座をして、体の後ろに右手をつきます。左手は左ひざを持ちます。

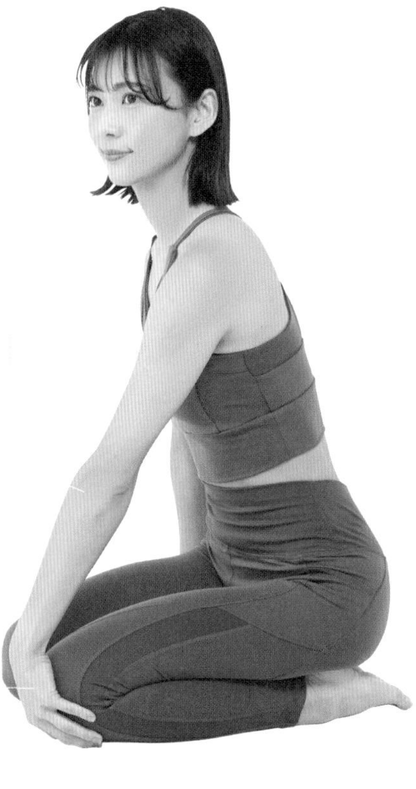
右手で体を支える
左手でひざ頭を持つ

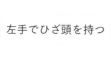

Point

体を倒しすぎない

ひざを持ち上げるとき、体が倒れないようにしましょう。すねの筋肉だけでなく足首の前もしっかり伸びるので、しゃがみやすくなります。

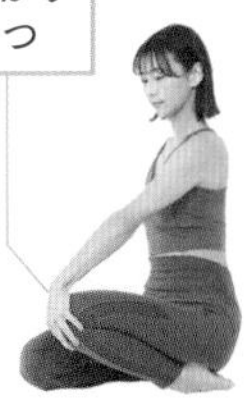
しっかり
持つ

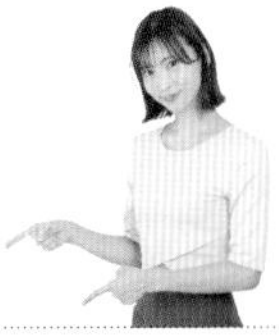
高く上げる必要はありません。
痛気持ちいい程度のところで
止めましょう

2 左ひざを持ち上げる

そのまま、左ひざをゆっくり持ち上げて15秒キープしましょう。反対側も同様に。

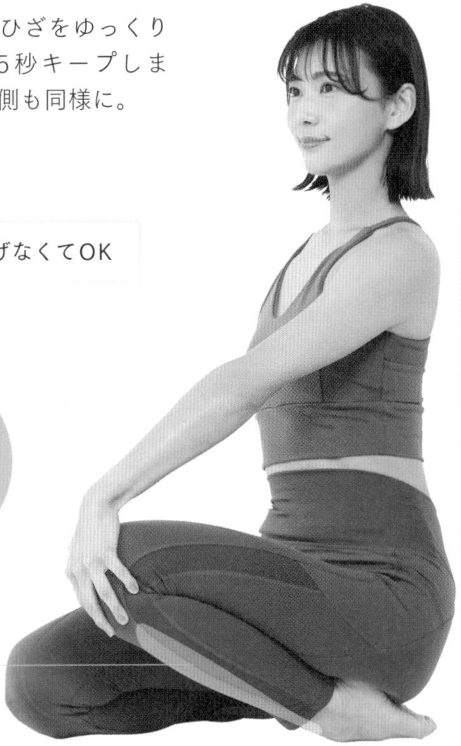
背筋は
真っすぐ
高く上げなくてOK
すねと
足首が伸びる

動画はこちら

足首を緩める
足指グーほぐし

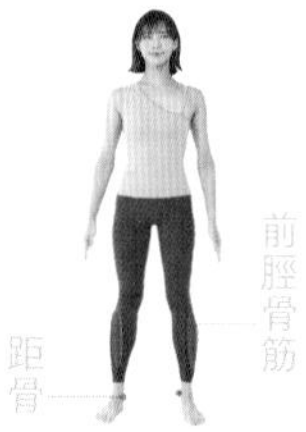
効かせたい
筋肉・部位
前脛骨筋
距骨

つま先を上げ下げするだけで足首のストレッチになります。足指をグーの形にすることで、足関節に効くだけでなく、すねの筋肉にも効果があります。

30秒

このお悩みに効く! ☑ケガや捻挫の予防 ☑むくみ ☑冷え性

左脚を伸ばして座り、指をグーにする

左脚はひざを伸ばして、右脚はひざを曲げて座ります。伸ばした左脚の指をじゃんけんのグーのように全て曲げます。

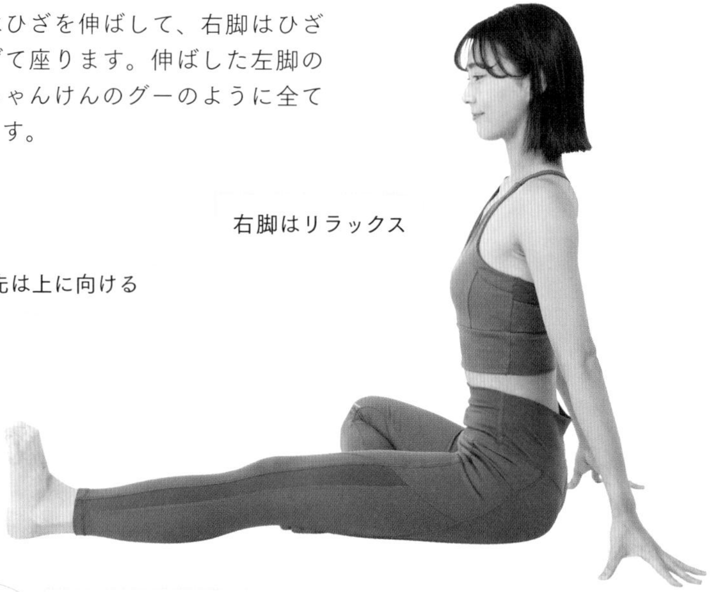
右脚はリラックス
つま先は上に向ける
足指をグーにする

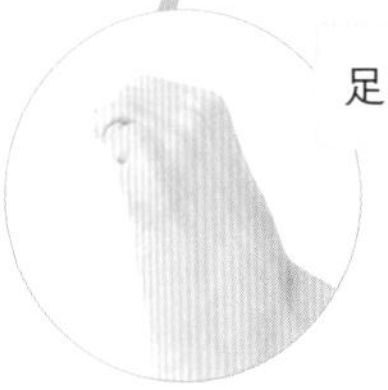

さらに

足指を伸ばそう!

足指握手

一日中靴を履いていると、足指を動かす機会が少なくなります。血流やリンパの流れが滞り、むくみや冷え性に繋がります。足指の間を広げて伸ばすと、足裏のアーチの改善にも。

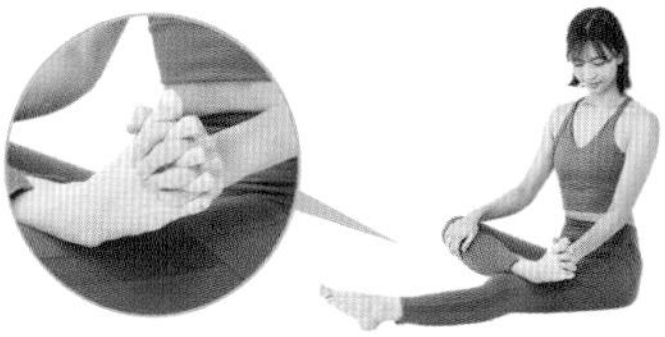

1 右足首を左太ももの上に乗せて、左手の指を右脚の指の間に差し入れる

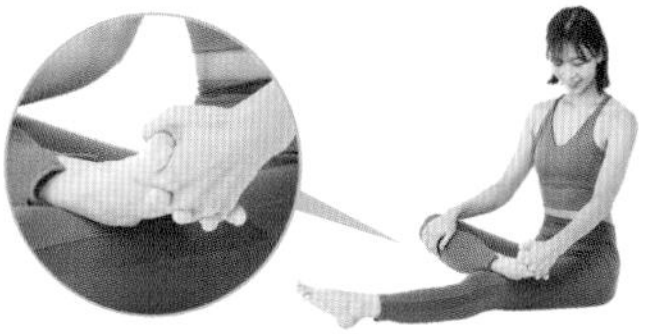

2 握手するように左手をギュッと握ったら、足首を回す

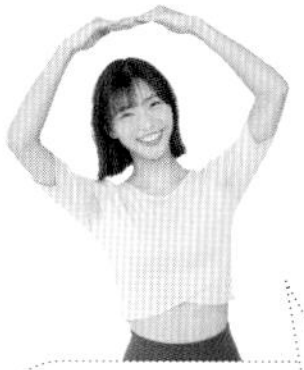
足指をグーに
できにくい人は、
足指を普通に伸ばして
つま先をアップダウン
するだけでもOK!

2 つま先を倒す

1の状態から、つま先を倒します。倒して戻すのを15秒繰り返します。反対側も同様に。

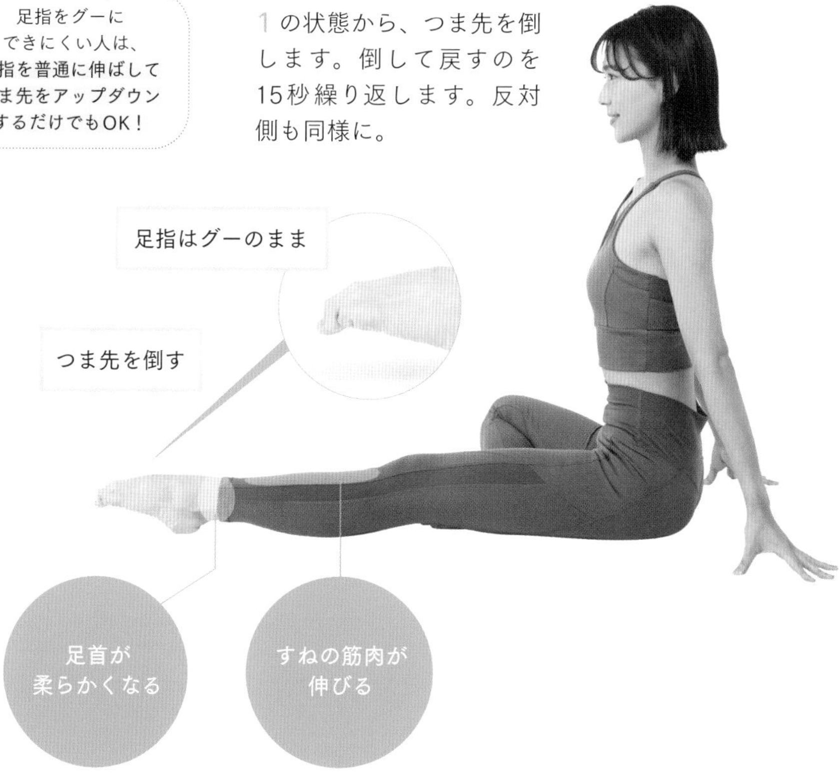
足指はグーのまま
つま先を倒す
足首が柔らかくなる
すねの筋肉が伸びる

足首ストレッチ 02 緩める → 伸ばす → 活性化させる

動画はこちら

足首を伸ばす アキレス腱ストレッチ

深くしゃがめない人に特におすすめのストレッチです。片ひざを立てたまましゃがみこんで、体重をかけることでふくらはぎと足首をしっかり伸ばすことができます。

30秒

効かせたい筋肉・部位

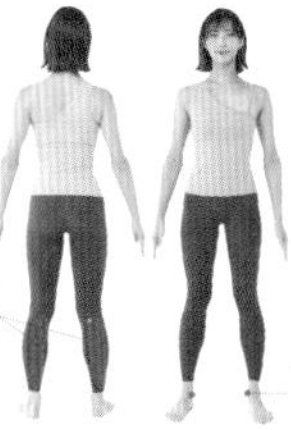

このお悩みに効く！ ☑ケガや捻挫の予防 ☑むくみ ☑冷え性

左ひざを曲げて前に出す

正座の状態から、左ひざを立てて前に出します。両手は左ひざに添えて、背筋を伸ばします。

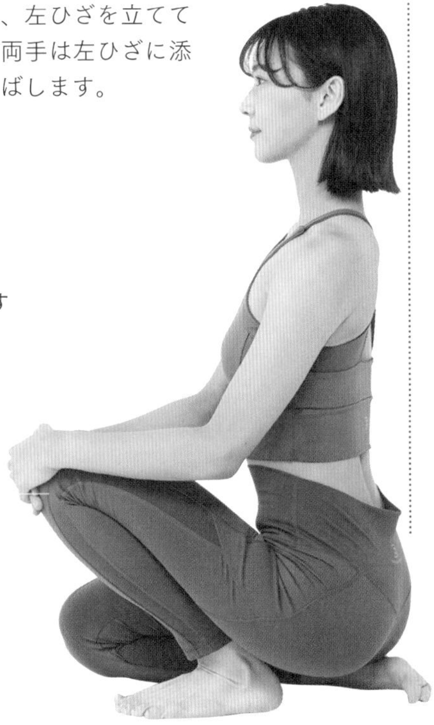

× NG

**かかとが
上がると足首が
伸びない**

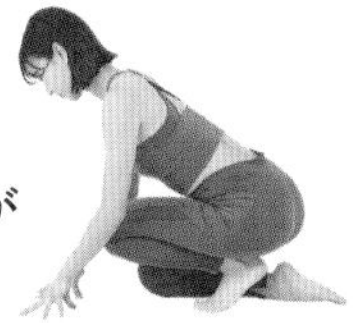

かかとが上がると足首が伸びません。
かかとをつけるように！

上級者編

**両手を伸ばして
負荷をかける**

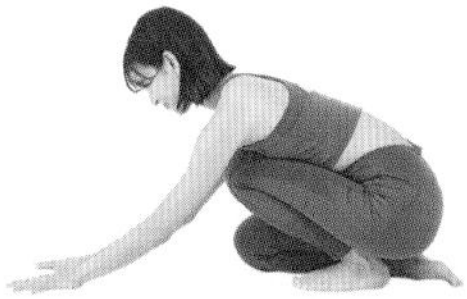

さらに負荷をかけたい人は、
両手を伸ばして行うとふくら
はぎと足首がさらに伸びます。

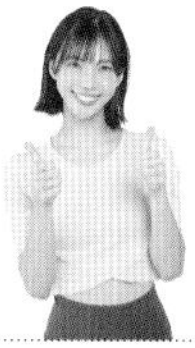

脚がつりそうになる人は、
P.80の足首グーほぐしを
念入りにするでもOK！

2 上半身を倒して、左ひざに体重をかける

上半身を前に倒して、両手は床につけて左ひざに体重をかけます。足首、ふくらはぎが伸びるのを意識しましょう。かかとが浮かないように。15秒キープして、反対側も同様に。

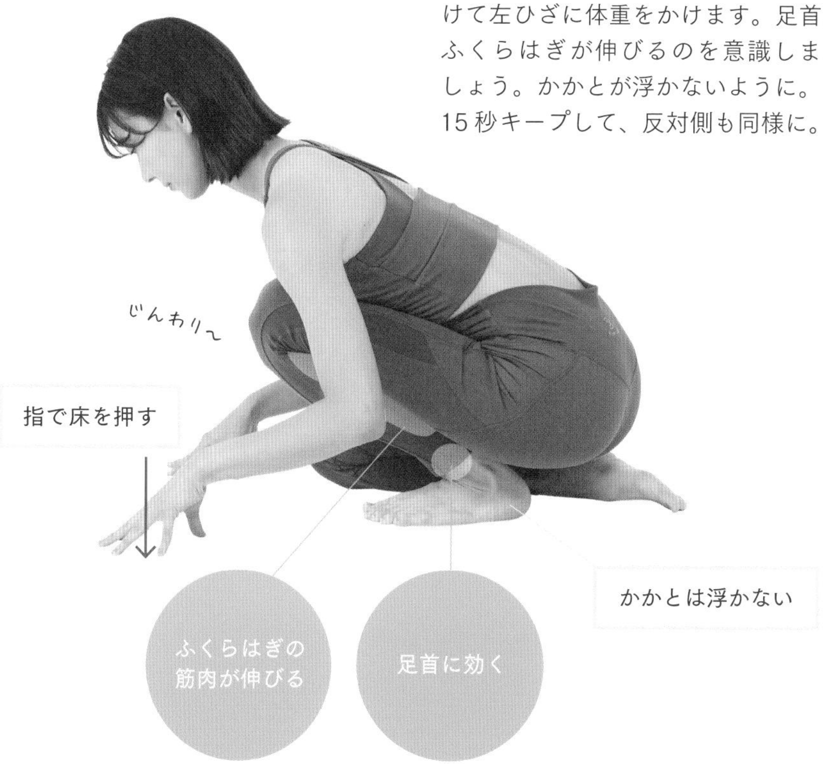
じんわり～
指で床を押す
ふくらはぎの筋肉が伸びる
足首に効く
かかとは浮かない

動画はこちら

足首周りの筋肉を活性化させる
かかと上げ下げ

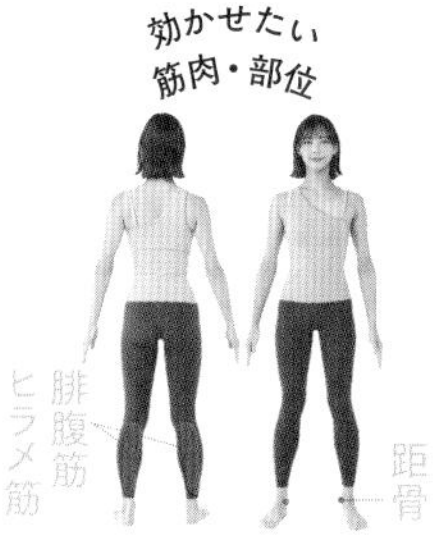
効かせたい
筋肉・部位
腓腹筋
ヒラメ筋
距骨

かかとを上げ下げすることで簡単に足首周りの筋肉を活性化することができます。かかとを上げるときに足指をしっかり曲げることがポイントです。

30秒

このお悩みに効く! ☑むくみ ☑冷え性 ☑美脚

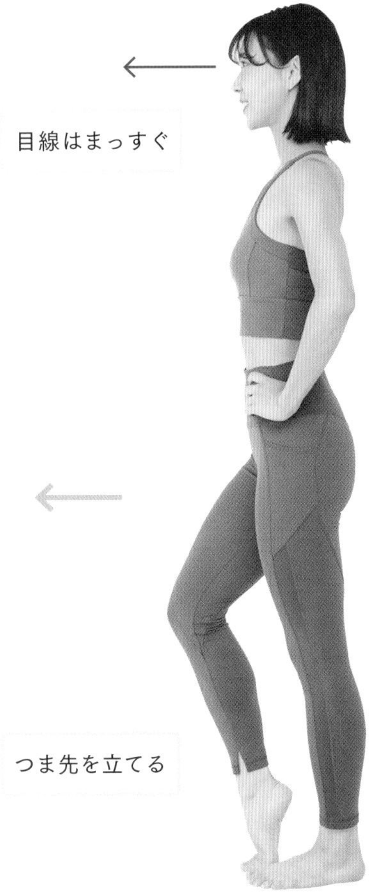
目線はまっすぐ
つま先を立てる

1 右脚のつま先を立てる

背筋を伸ばし、腰に手を当てて立ちます。姿勢を安定させたら右脚のつま先を立てます。

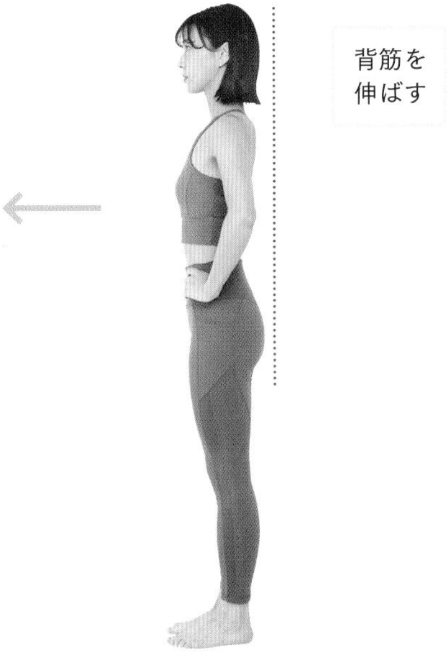
背筋を伸ばす

Point

指先に力を入れる

できるだけ指先で立つようにすることで、足指も鍛えることができ、ふくらはぎ・足首の両方に効果が期待できます。

2 つま先立ちしたら、すぐに左脚のかかとを床につける

両脚のかかとを上げてつま先立ちをしたら、すぐに左脚のかかとを床につけます。これを左右交互にリズミカルに30秒繰り返します。

姿勢が
安定しない人は
椅子などで
体を支えて
行ってもOK

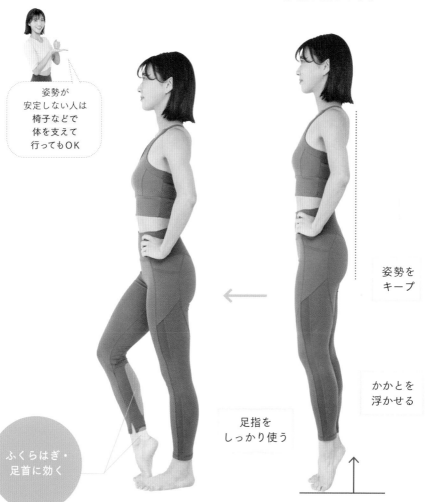

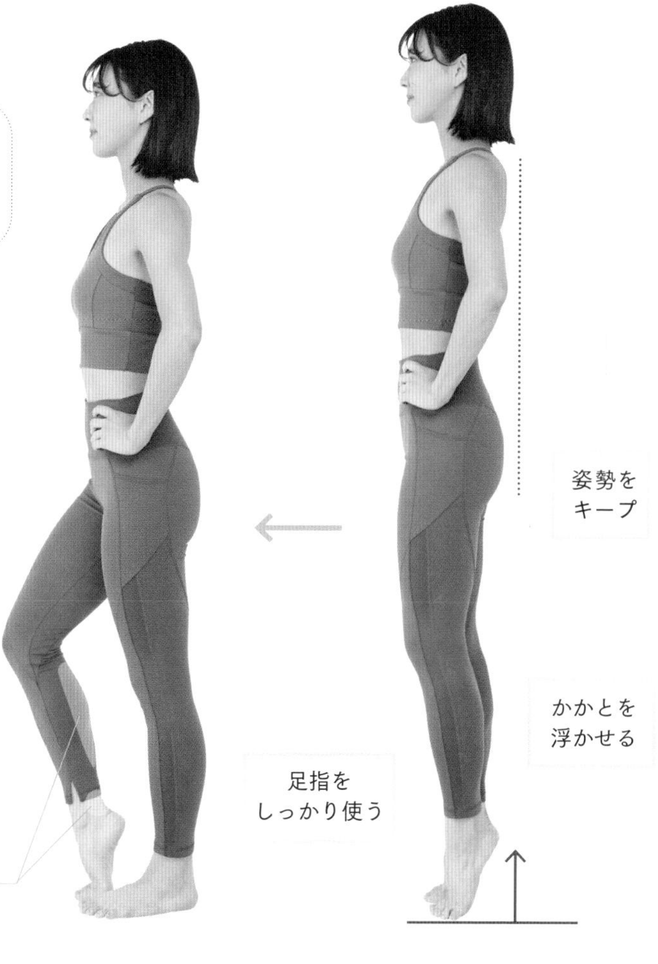
姿勢を
キープ
かかとを
浮かせる
足指を
しっかり使う
ふくらはぎ・
足首に効く

▲
動画はこちら

扁平足、むくみが気になる人必見！

一緒に足指もストレッチしよう！

日常生活で靴を履いて過ごす時間が長い現代人は、
足裏の筋肉が弱ってしまい足裏のアーチも崩れてしまいがちです。そのため、
扁平足になって脚が疲れやすくなったりむくみやすくなったりすることも。
足指のストレッチで、足裏まで血流が良くなり土踏まずのアーチも復活します。
ふくらはぎ・足首のストレッチと合わせて行いましょう！

足指ストレッチ 1

かかと上げ・足指ストレッチ

足裏にも効くストレッチです。
ふくらはぎの張りを感じたときも効果的。

30秒

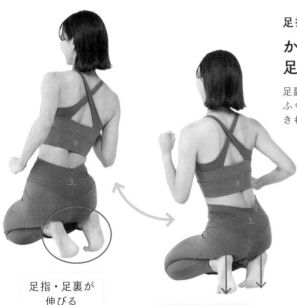

足指・足裏が
伸びる

お尻で体重を
かかとに乗せる

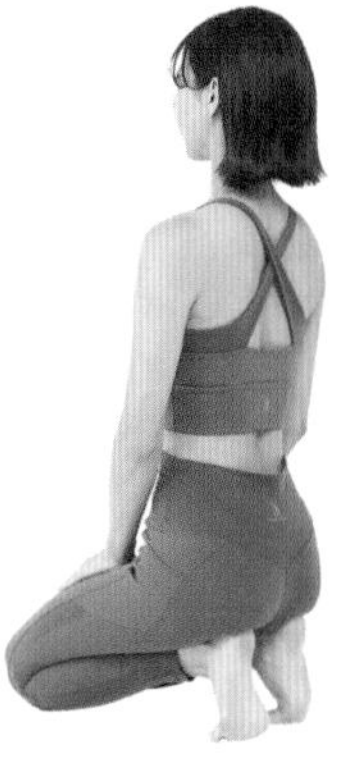

1 正座になって足指を立てる

正座をしたら、かかとを
上げて足指を立てた状態
になります。

2 お尻を動かして体重を乗せる

お尻を動かして、片脚ずつかかとに体重
を乗せることで、足指がストレッチでき
ます。左右にお尻を振って30秒続けます。
足裏が伸びているのを意識しましょう。

足指ストレッチ 2

つま先を立てるリリース

足指を曲げて足裏のアーチを作るストレッチです。
足首の血流やリンパの巡りもよくなります。

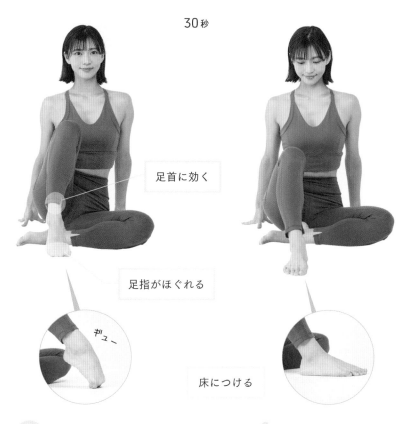

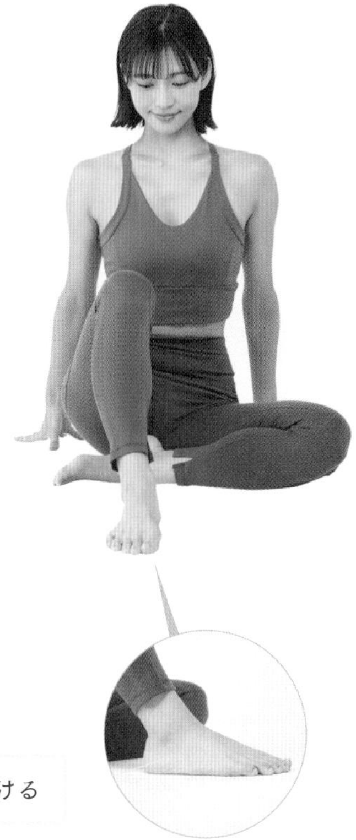

1 右ひざを立てて座る

左ひざは曲げて、右ひざを立てて座ります。足指は少し広げぎみにします。

2 右の足指を曲げる

右の足指を曲げて、床につけて15秒キープ。足首がほぐれます。反対側も同様に。

教えて！
さきさん！

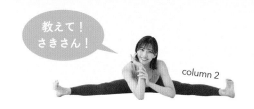

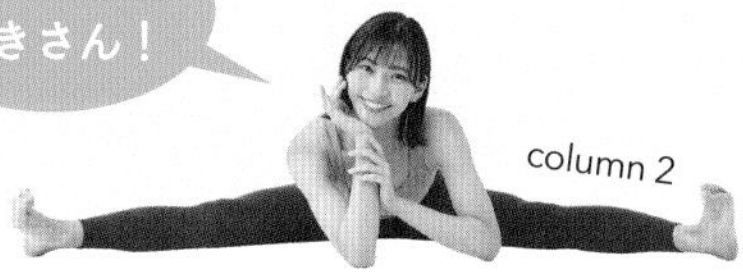

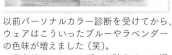

column 2

さきさんのヨガファッションが見たいです！

ヨガウェアは動きやすいことはもちろんですが、パーソナルカラーに合う色味を選んだり、女性らしい曲線を美しく見せてくれるデザインだったりするものをセレクトしています。
ウェアはストレッチを続けるモチベーションになるので、ぜひご自身がお気に入りものを見つけて、ハッピーな気持ちでストレッチしてくださいね！

この夏一番出番が多かったTシャツ！

シンプルだけどどんなレギンスにも合うので使いやすいんです！
私服でもこのTシャツにデニムをよく合わせていました。

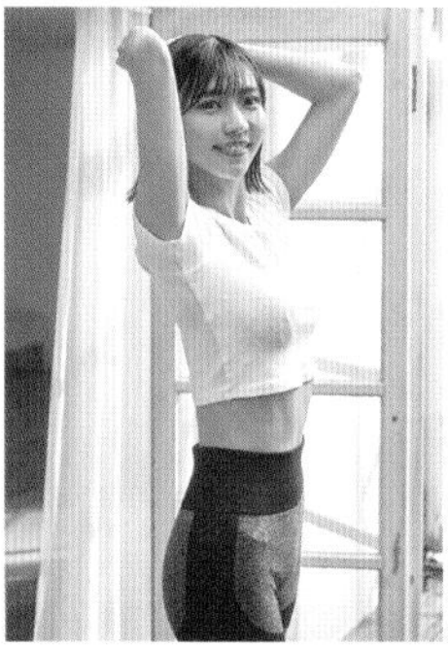

長年愛用している上下セット

よく購入する「XEXYMIX」というブランドなんですが、スタイルアップ効果が抜群なんです。レギンスもお腹周りのお肉を全てしまってくれます。

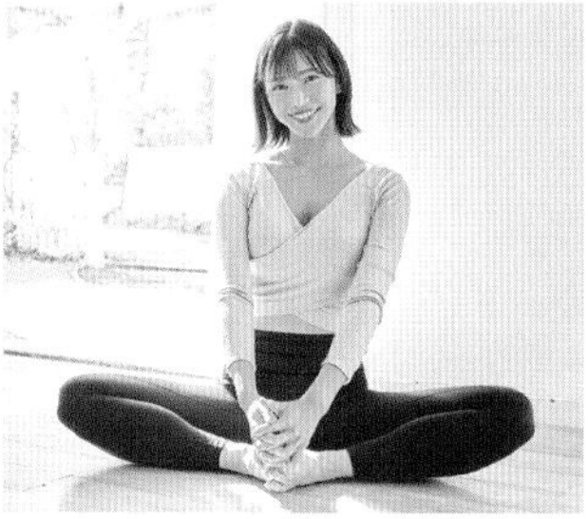

撮影のお仕事で愛用！

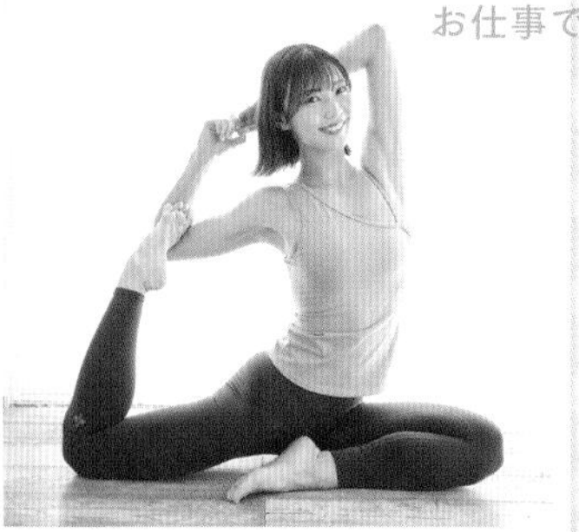

以前パーソナルカラー診断を受けてから、ウェアはこういったブルーやラベンダーの色味が増えました（笑）。
こちらはワンショルダーが映えるので撮影のお仕事の際によく着用しています。

実はヒップがきれいに見えます！

レギンスのデザインがお尻の形を綺麗に見せてくれます。色味がかっこいいのでたくさん動くようなクラスで上下合わせて着ることが多いです。

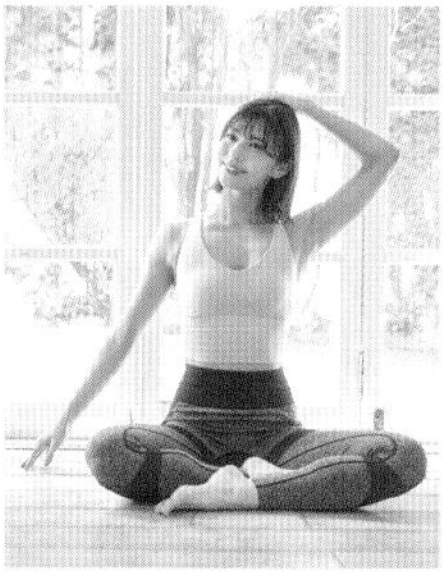

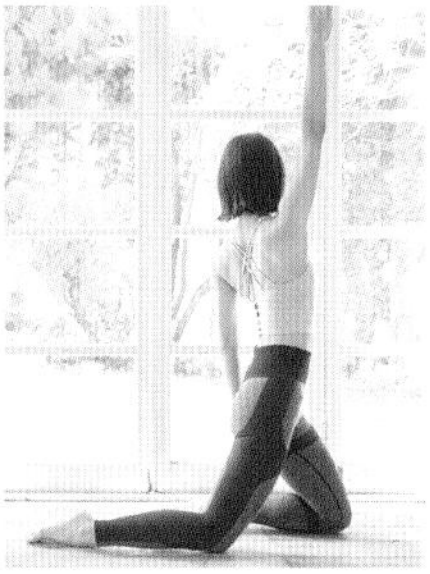

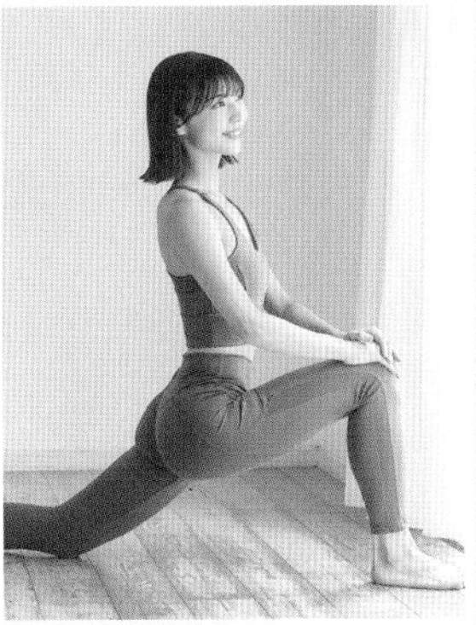

カーキでかっこよく！

BEABLOOMさんのウェアは女性らしい柔らかな曲線を美しく見せてくれるだけじゃなく、素材もとても着心地が良いのでお気に入りです。

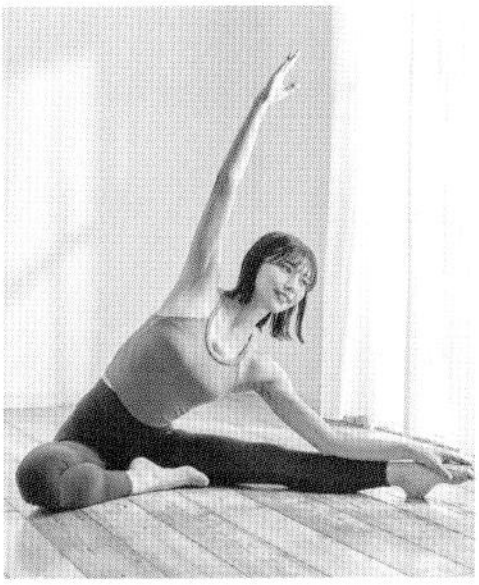

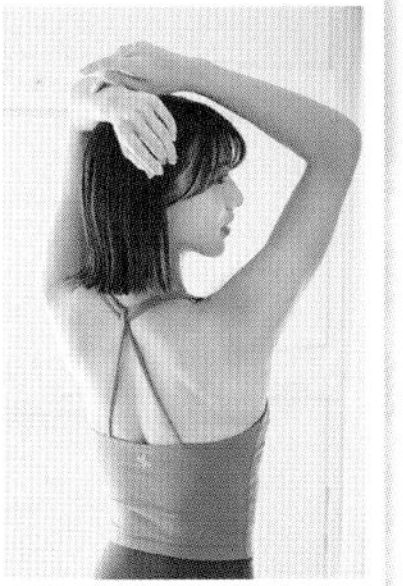

バックスタイルに注目！

ホルダーネックのトップスがデコルテラインを綺麗に見せてくれるので気に入っています。

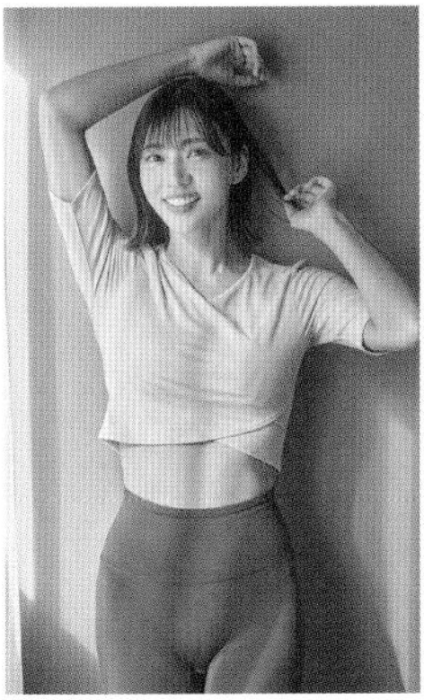

冬用のウェアです

こちらのピンクトップスは実は裏起毛になっていて、冬も暖かくすごせるんです。色味も柔らかくお腹がちらりと見えるので、冬でもかわいいウェアを着たいときに最適です。

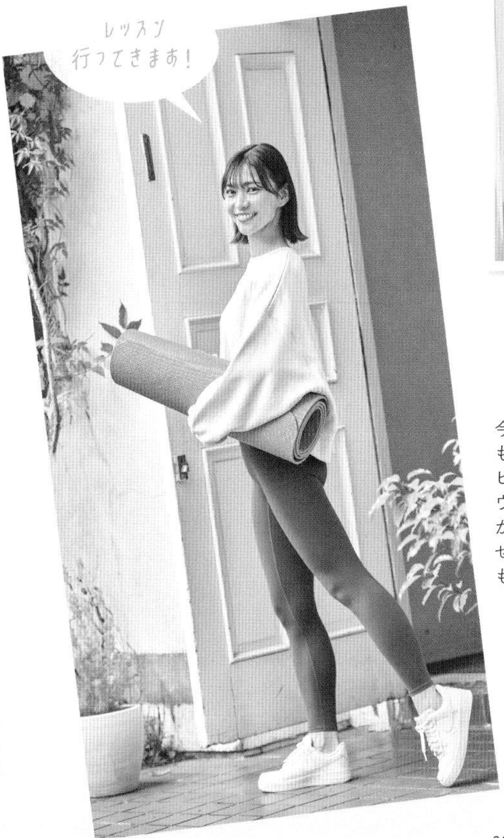

くびれをきれいに見せてくれる！

今回新しく購入したものです。サーモンピンクが鮮やかで、ウエストの切り替えがくびれを綺麗に見せてくれるのでとてもお気に入りです！

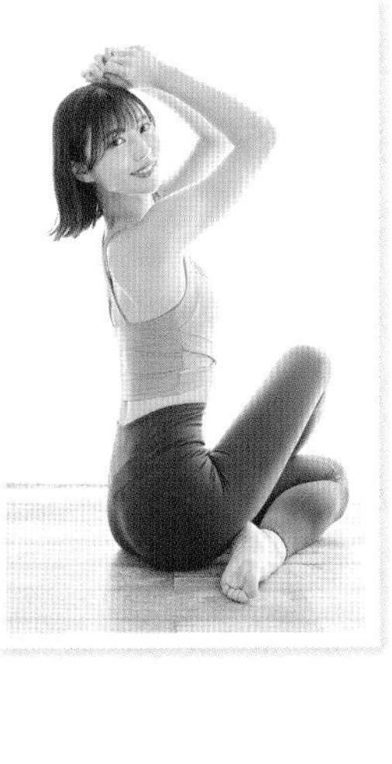

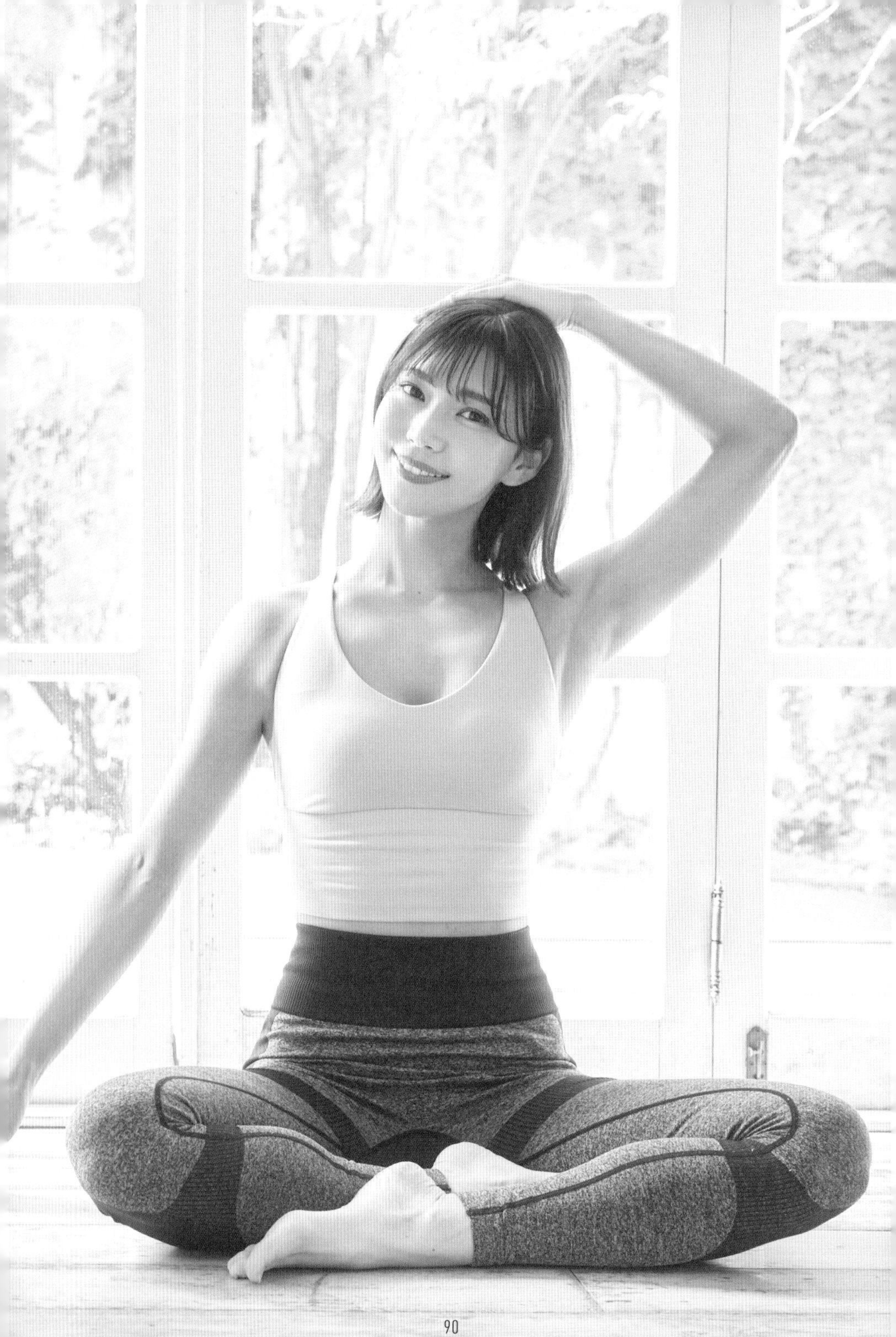

PART 4

疲れやコリをほぐして軽やかに

背中・首のストレッチ

背中・首は体を柱のように支えています。背骨は緩やかなS字カーブで重い頭を支え、姿勢を維持します。
現代人の生活習慣では、長時間のデスクワークやスマホの見すぎなどで、猫背や反り腰ぎみになりがち。背骨が硬くなっていたり、歪みが生じていたりする場合が多いです。縮こまった背中や首を伸ばすことで、体が動かしやすくなるだけでなく、体全体に感じていたコリや疲れも解消することができます。

背中・首のほぐしストレッチをすると…

首から背中に繋がる僧帽筋《そうぼうきん》、背中の中心部にある縦長の脊柱《せきちゅう》起《き》立筋《りつきん》、肋骨のサイドにある前鋸筋《ぜんきょきん》が硬くなりがち。しっかり伸ばして背骨の歪みを解消しましょう。

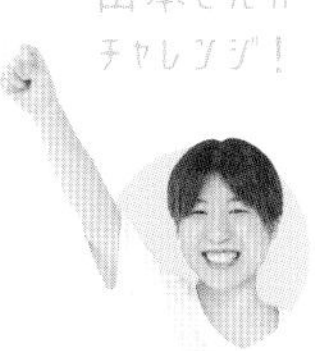
ガチガチに硬い
山本さんが
チャレンジ！

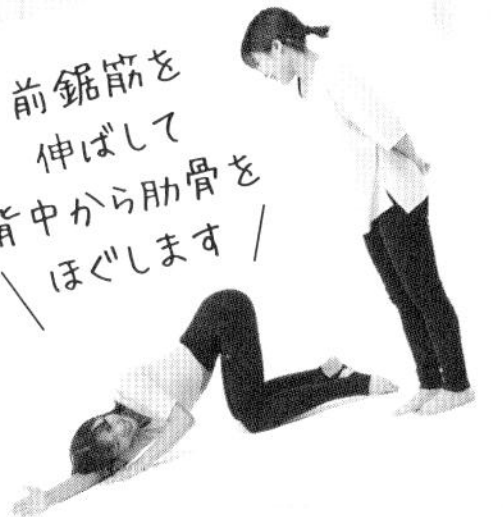
前鋸筋を
伸ばして
背中から肋骨を
ほぐします

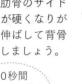

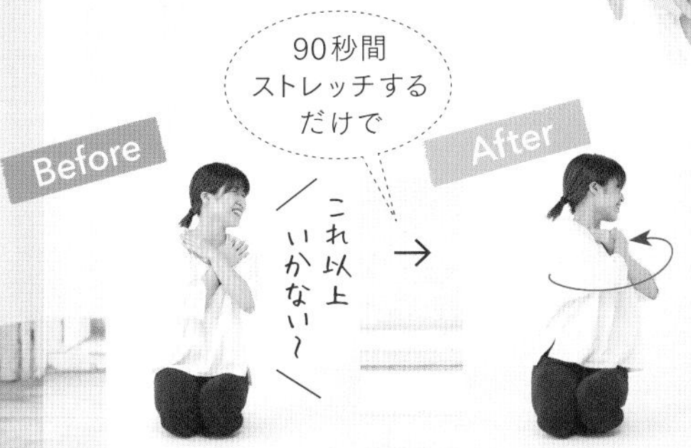
90秒間
ストレッチする
だけで
Before
After
これ以上
いかない〜

全然体が
ねじれません〜

90度
体がねじれた

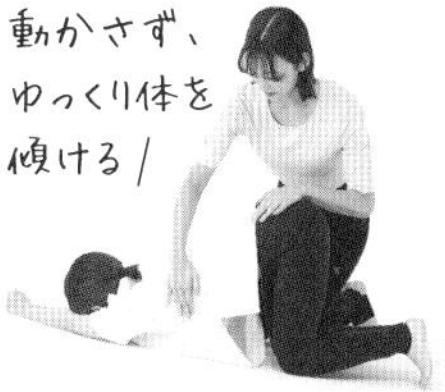
お尻を
動かさず、
ゆっくり体を
傾ける

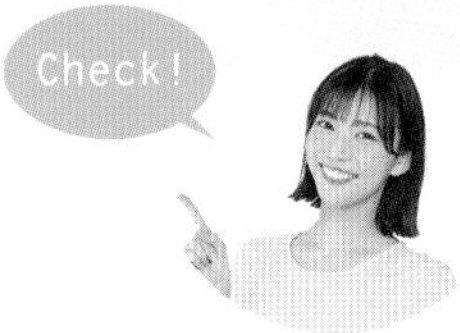

背中周りの筋肉を伸ばして背骨の歪みや自律神経の乱れを解消する

背中が硬いってどういうことか、なかなかわかりづらいかもしれません。**背中や首が硬いと**P.27の硬さチェックにあるような体を反らしたり、ねじったりという何気ない**日常的な動作がしにくくなります。**

そうなると、体は動かしやすいところを動かすので、その部分に負担がかかり痛みが生じます。典型的な例が腰痛です。背中に柔軟性があれば、姿勢保持がしやすく、ほかの筋肉や部位に余計な負担がかからなくなるので腰痛も軽減されます。

また、背骨の両脇には**自律神経**が走っています。自律神経は、活動しているときに働く交感神経とリラックスしているときに働く副交感神経があります。この2つがバランスよく働くことで体のコンディションが整います。

ですが、背骨の周りの筋肉が硬いと、背骨が歪んでしまい、**自律神経のバランスが乱れます。**そうなると、不眠や頭痛を引き起こしたり、血行が悪くなって冷え性になったり不調にも繋がります。

さらに背中が丸まっていると老けて見えてしまいます。もっさりした後ろ姿にならないためにも、首や肩周り、背中や肋骨部分を中心にほぐして、しなやかな背中を目指しましょう。

こんな不調やボディラインのお悩みを改善！

弱りやすい背中の筋肉をまずは緩めましょう。きちんと動かすことができるように筋肉を活性化させることもポイントです。猫背の人は積極的にストレッチしましょう。

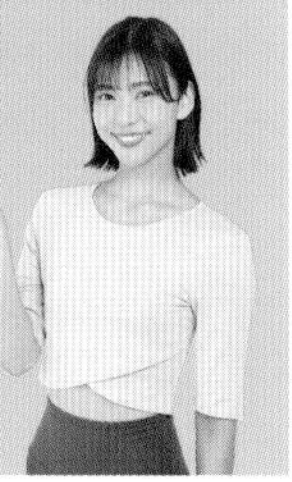

- ☑猫背
- ☑不眠
- ☑頭痛
- ☑冷え性
- ☑疲れやすい
- ☑バストアップ

背中・首周りの筋肉

首周りの筋肉

僧帽筋《そうぼうきん》は首の後ろから肩、背中にかけて伸びている筋肉。特に僧帽筋上部の血流が悪くなると肩コリの原因になるので、しっかりほぐしましょう。また首を動かすときに働く胸鎖乳突筋《きょうさにゅうとつきん》をほぐして、首コリも解消を。

胸鎖乳突筋

首から鎖骨にかけて付いている筋肉。

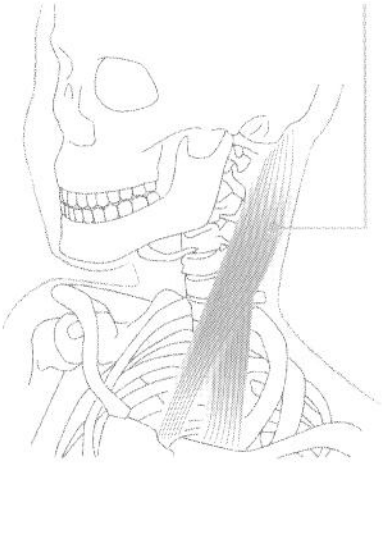

大胸筋《だいきょうきん》

胸の大きな筋肉。

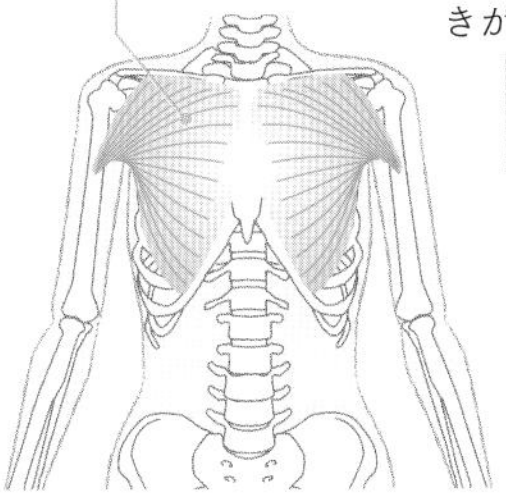

僧帽筋

肩甲骨を動かしたり、安定させたりといった働きがある。

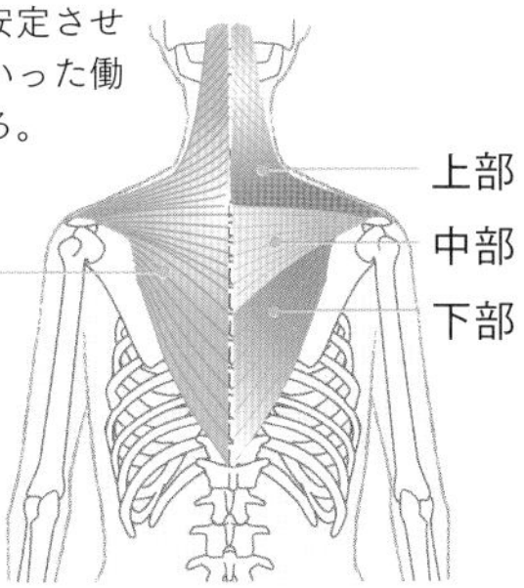

背骨周りの筋肉

背骨の周りにある脊柱起立筋《せきちゅうきりつきん》と前鋸筋《ぜんきょきん》にフォーカス。どちらも姿勢を保持するために働く重要な筋肉。使いすぎて硬くなっていることが多いので、緩めてから鍛えるようにしましょう。

広背筋《こうはいきん》

背中から腰、腕へと繋がる大きな筋肉。

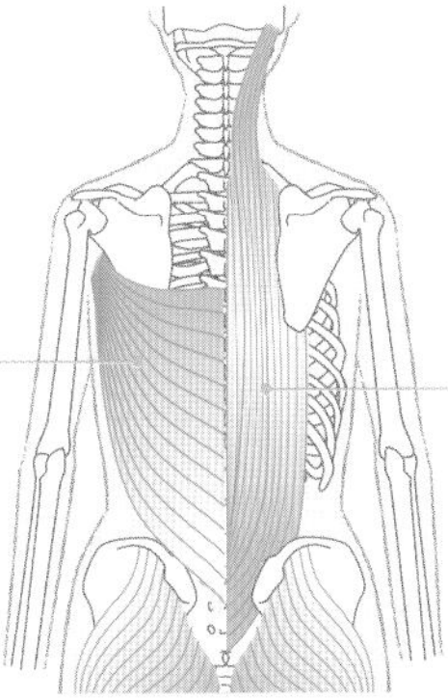

脊柱起立筋

背骨から腰骨まである細長い筋肉。上半身を立たせて背筋を伸ばす働きがある。

前鋸筋

肋骨から肩甲骨の内側についている筋肉。

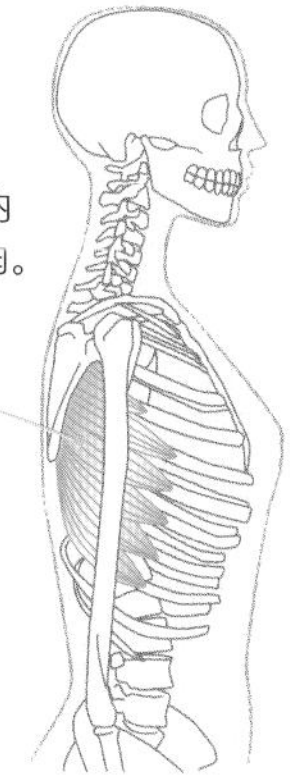

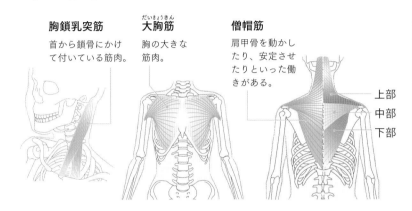

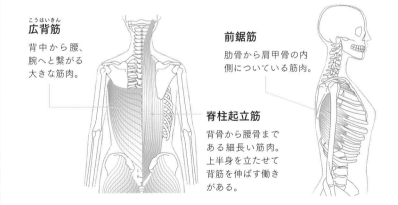

動画はこちら

背中を緩める Catポーズ

ヨガの王道ポーズです。頭や体を支える背中は姿勢が悪い人ほど硬くなりがち。しっかり緩めることで背中に通っている自律神経が整います。

30秒

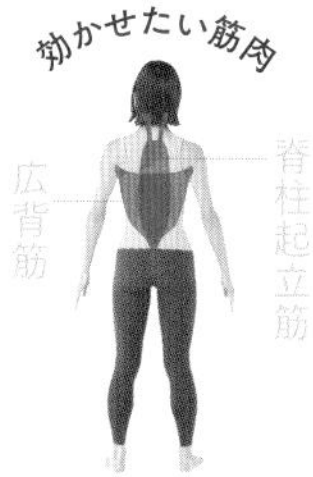
効かせたい筋肉
広背筋
脊柱起立筋

このお悩みに効く！ ☑お腹の調子が悪い ☑不眠 ☑冷え性

1 四つ這いになり、息を大きく吸う

手は肩幅、脚は腰幅に開いて、四つ這いになります。息をゆっくり吸いましょう。

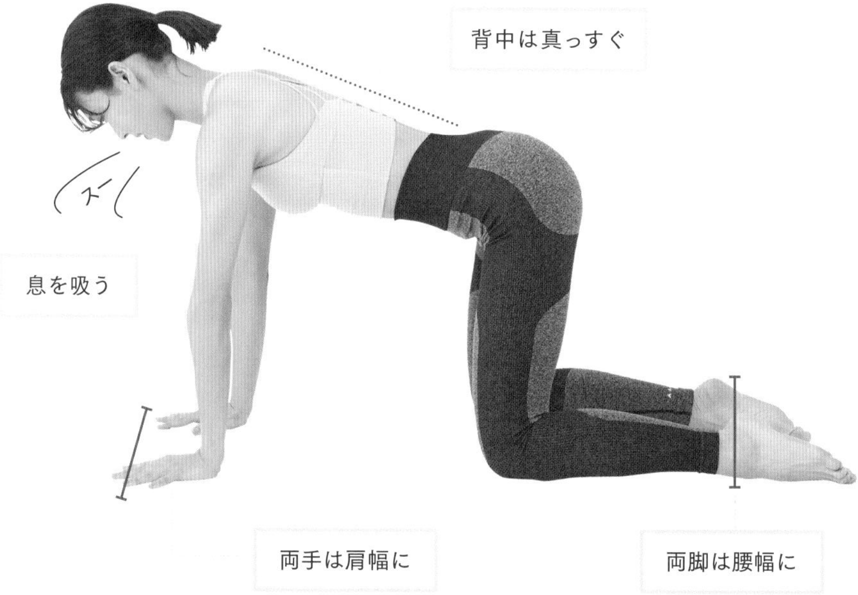
背中は真っすぐ
スー
息を吸う
両手は肩幅に
両脚は腰幅に

上級者編

腰を後ろに引いて負荷をかける

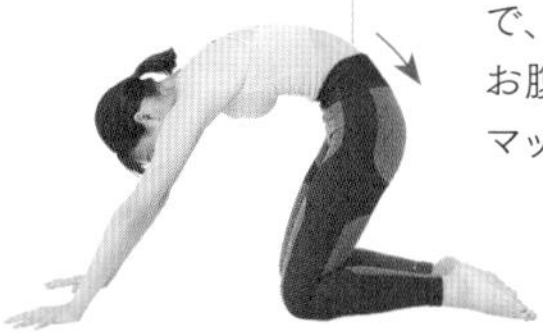
腰を後ろに引く

背中を丸めるとき、腰を後ろに引くことで、負荷がかかり、お腹周りのインナーマッスルにも効きます。

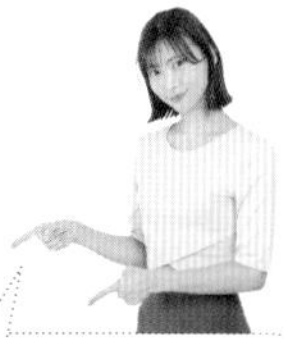
自然な呼吸を意識
して、ゆっくり
背中を丸めましょう

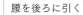

2 息を吸いながら背中を丸める

息を吐きながら背中を丸めて、3～5秒キープして1に戻るのを30秒繰り返します。お腹を丸めるように意識すると行いやすいです。

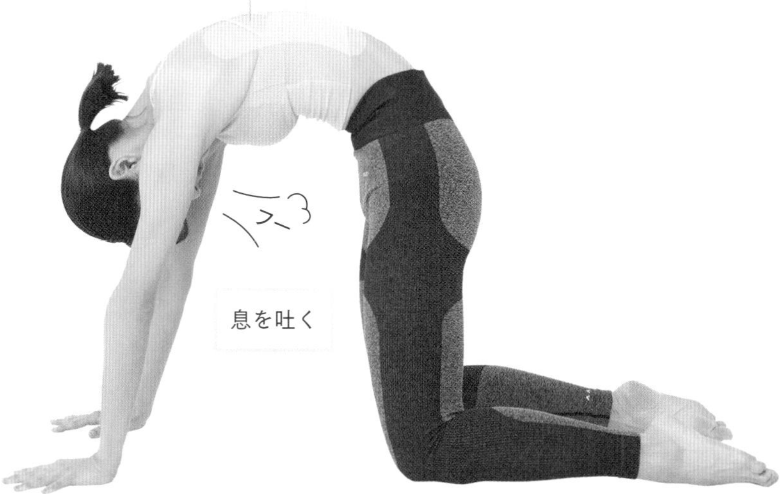
背中を丸める
背中に効く
息を吐く

背中のストレッチ 02 緩める → 伸ばす → 活性化する

動画はこちら

前鋸筋を伸ばす

前鋸筋ストレッチ

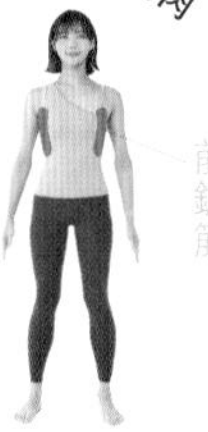
効かせたい筋肉
前鋸筋

肩コリに効くのでデスクワークで疲れを感じている人におすすめです！ しっかり伸ばせば肩甲骨が安定し、姿勢改善やバストアップに繋がります。

30秒

このお悩みに効く！ ☑ 肩コリ ☑ バストアップ ☑ 姿勢改善

四つ這いになって、左手を斜め前に出す

手は肩幅、脚は腰幅に開いて、四つ這いになり、左手を斜め前に出します。左手は床に立てた状態にします。

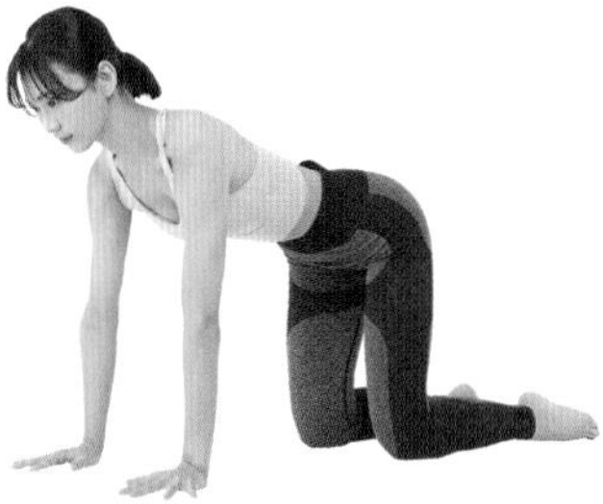

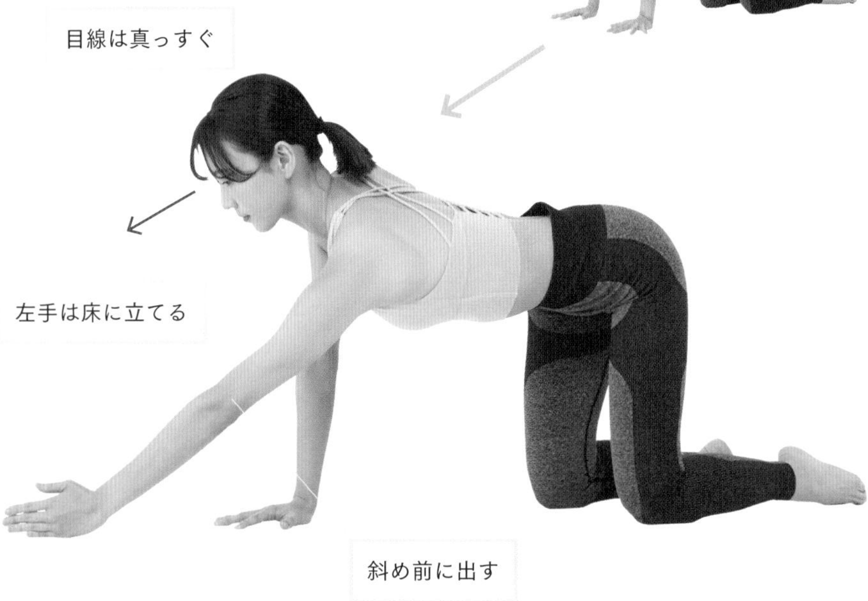
目線は真っすぐ
左手は床に立てる
斜め前に出す

上級者編

つま先は体を倒している方向と逆側に向けてみよう

前鋸筋ストレッチがラクにできる人は、体を倒している方向とは逆側につま先を向けると体がさらに伸びて、背中がほぐれます。

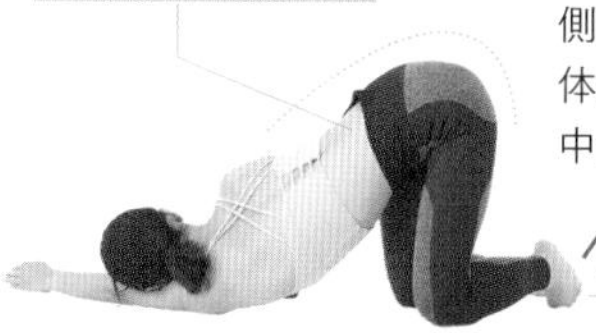

弧が大きくなるイメージで
つま先は逆側に

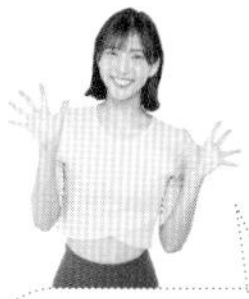

初心者の人は無理をせず、ゆっくり体を倒しましょう

2 上半身を左に倒す

息を吐きながら左腕に沿うように上半身を左に倒します。伸ばした腕に体を乗せることで脇腹の周辺が伸びます。15秒キープして反対側も同様に。

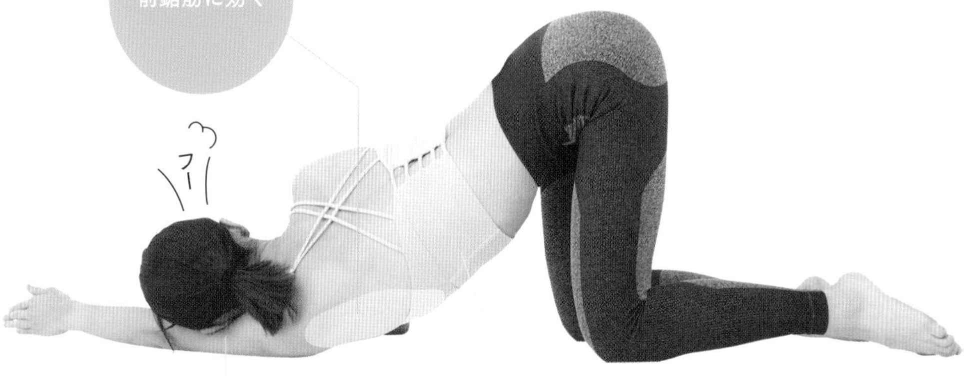

前鋸筋に効く
フー
体を腕に乗せる
肋骨辺りを伸ばす意識で

背中のストレッチ 03 緩める → 伸ばす → 活性化する

体をねじって背骨の歪みを解消する

ツイストキャット

動画はこちら

背中全体を活性化させるエクササイズ。体をゆっくりねじることで、背骨の歪みを解消します。姿勢改善におすすめです。

30秒

効かせたい筋肉

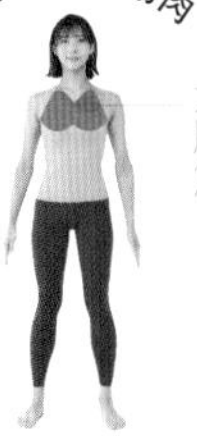

このお悩みに効く！ ☑姿勢改善 ☑冷え性 ☑代謝の低下

1 四つ這いになる

手は肩幅、脚は腰幅に開いて、四つ這いになります。

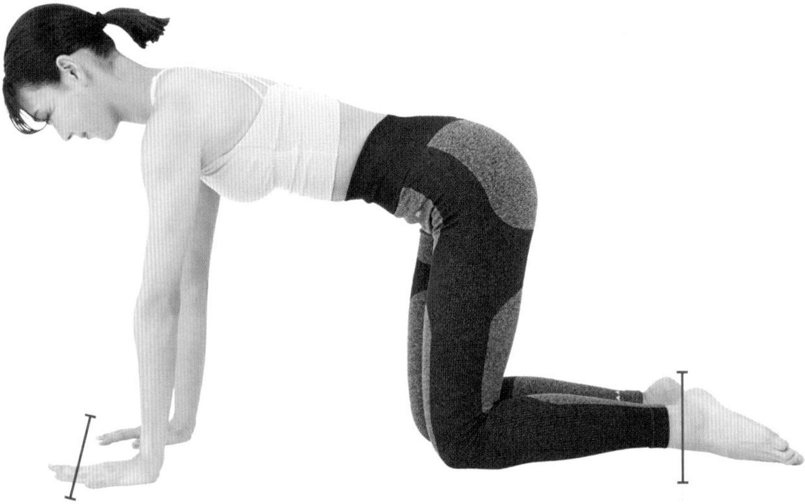

両手は肩幅に

両脚は腰幅に

Point

**肩のみで
動かさないように**

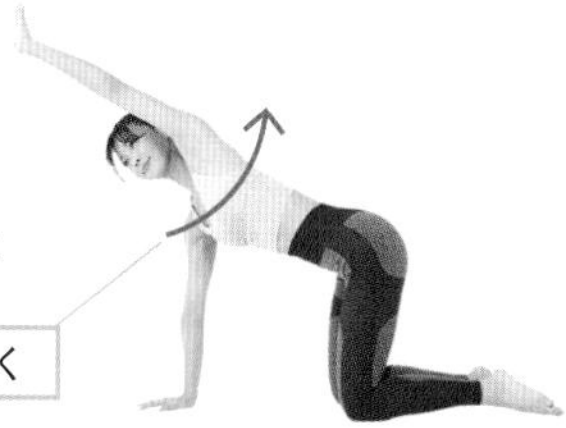
胸を開く

肩を動かしてしまうと大胸筋に効かせられないので、胸を開く意識で体をねじるようにしましょう。

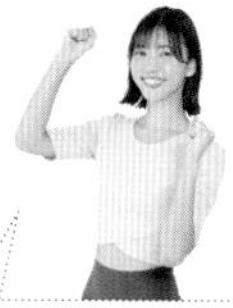

片方の手で
しっかり床を押して
バランスを取るように
しましょう！

2 左手を上げて体をねじる

左手をゆっくり前に上げます。息を吐きながら徐々に左手を天井に向かって上げて体をねじります。ゆっくり 1 に戻って体をねじるのを、15 秒繰り返したら反対側も同様に。

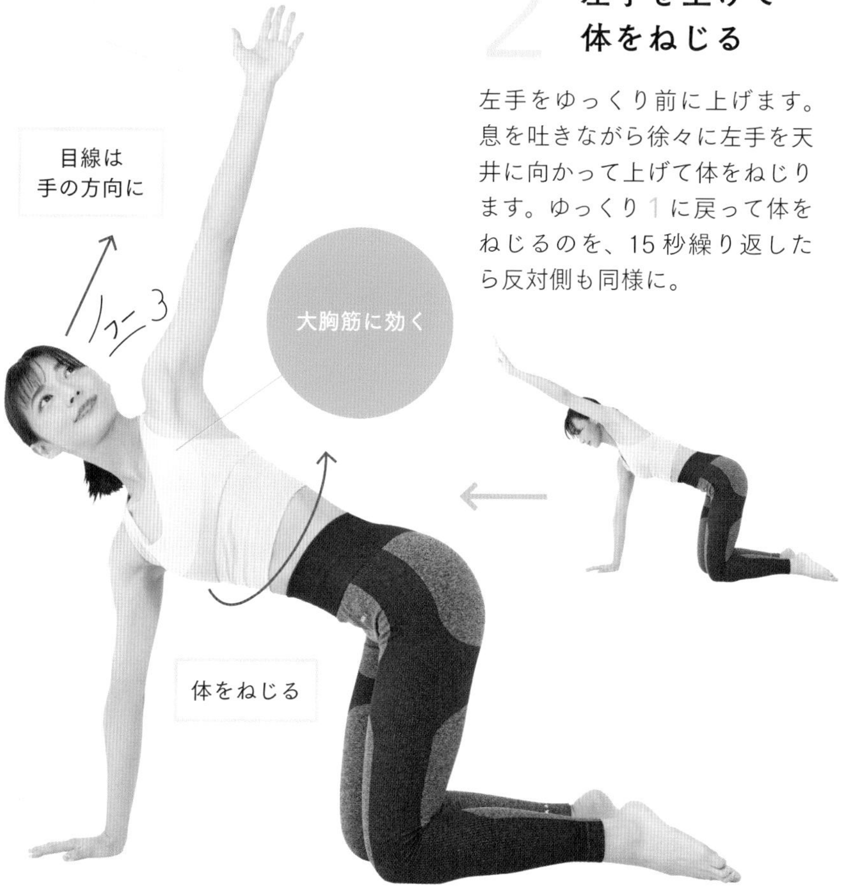
天井に向かって上げる
目線は
手の方向に
大胸筋に効く
体をねじる

動画はこちら

首コリに効く
胸鎖乳突筋ほぐし

耳の下から鎖骨にかけてある胸鎖乳突筋は首を動かすときに使う筋肉です。重い頭を支えているので疲れがち。もみほぐすことで血流がよくなり、顔のむくみ解消にも繋がります。

30秒

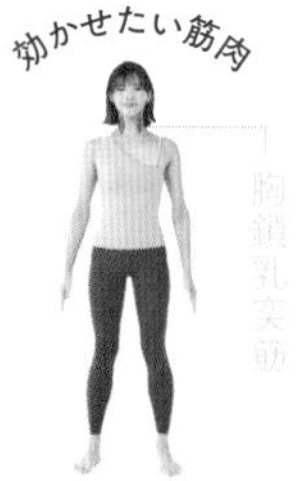
効かせたい筋肉
胸鎖乳突筋

このお悩みに効く！ ☑首コリ ☑顔のむくみ ☑デコルテすっきり

顔を少し横へ向けて、筋肉をつまむ

顔を少し横に向けます。耳たぶのすぐ下から鎖骨中央にかけて出ている筋肉を指でつまみます。

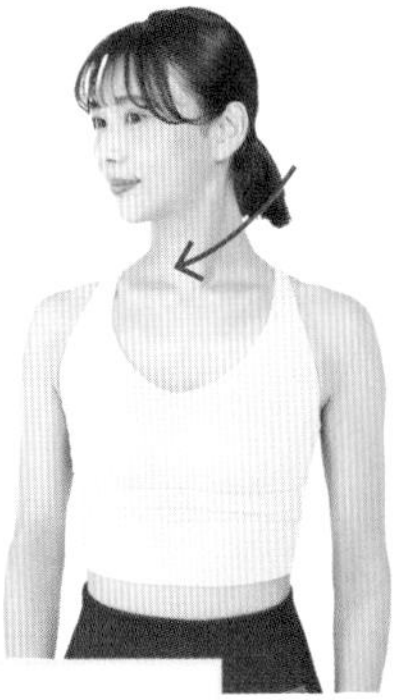

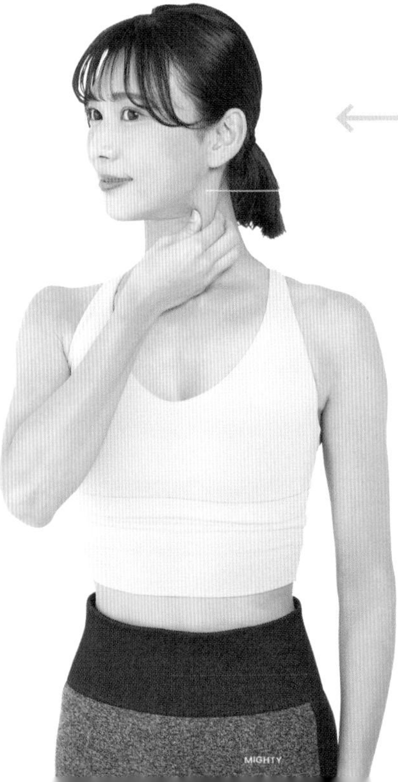
顔を横に向ける
耳たぶのすぐ下から
鎖骨中央にかけて
出ている筋肉

Point

さらに
ほぐしたい
人は

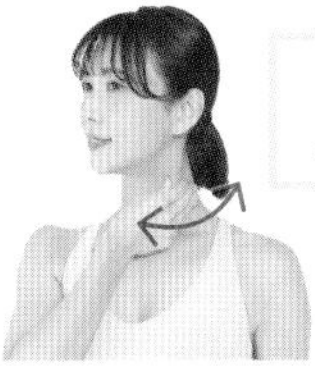
左右に
ユラユラ

胸鎖乳突筋を指で持ち上げて、左右に揺らしながら、耳の下から鎖骨までもみほぐすと首周りがすっきりします。

2 耳の下から鎖骨まで もみほぐす

1の状態で、耳の下から鎖骨まで5か所ほどゆっくりつまみあげながらほぐします。15秒ほぐしたら、反対側も同様に。

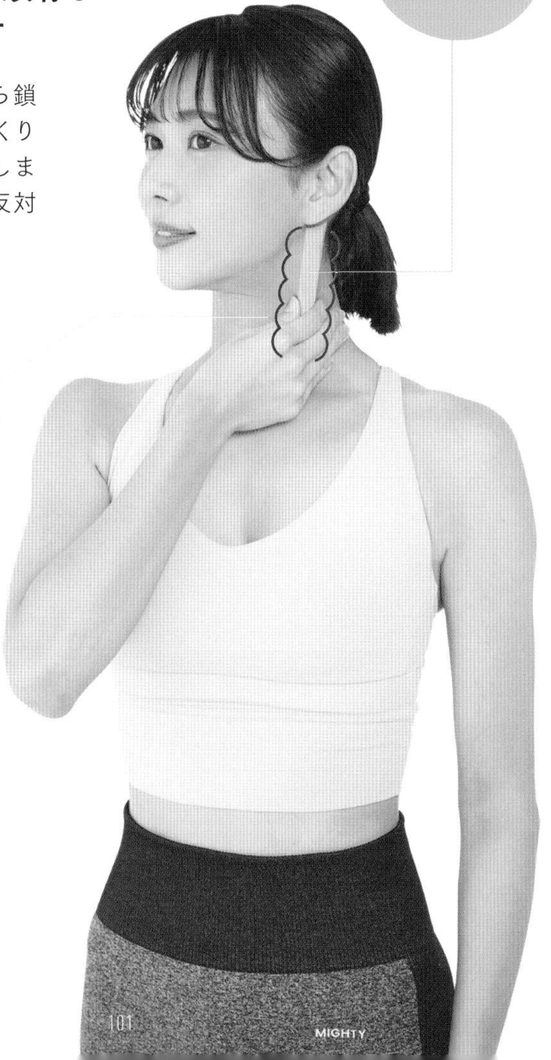
胸鎖乳突筋が
ほぐれる
耳の下から鎖骨まで
5か所つまむ

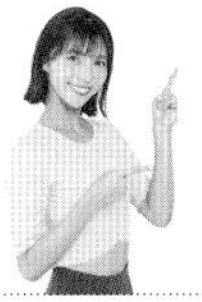
痛気持ちいい程度に
ほぐしましょう！

首のストレッチ 02　緩める → **伸ばす** → 伸ばす

動画はこちら

眼精疲労もすっきり！
うさぎのポーズ

頭を心臓より下にさげるヨガの「逆転ポーズ」。上半身や頭部への血流を促すため首肩や頭がすっきりします。頭頂部の百会《ひゃくえ》のツボを刺激するので眼精疲労の解消にもおすすめ。

30秒

効かせたい筋肉

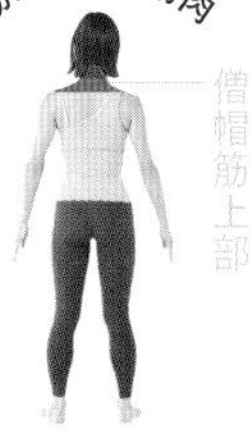

このお悩みに効く！　☑首コリ　☑肩コリ　☑眼精疲労

1

正座になって額をつける

正座になって、両手は肩幅より広めに開き、床に置きます。額を床につけ、大きく息を吐いてリラックスします。

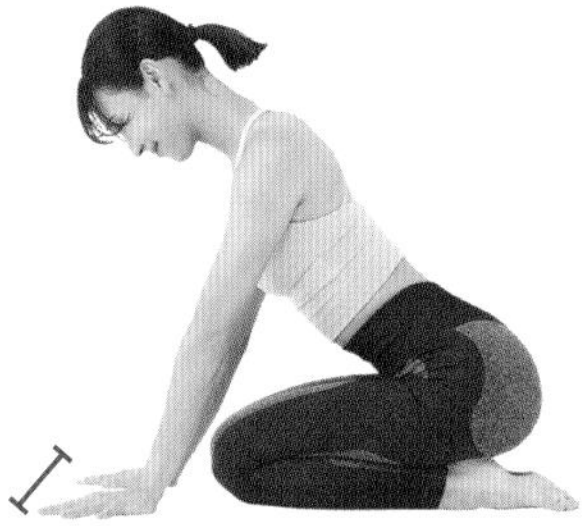

両手は肩幅

息を吐く

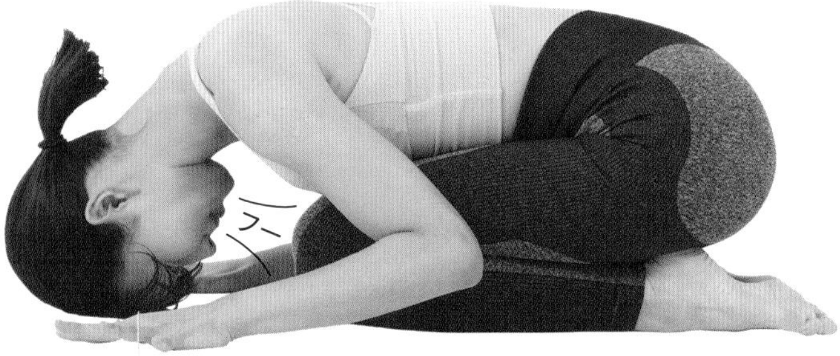

額を床につける

上級者編

両腕を伸ばしてストレッチ

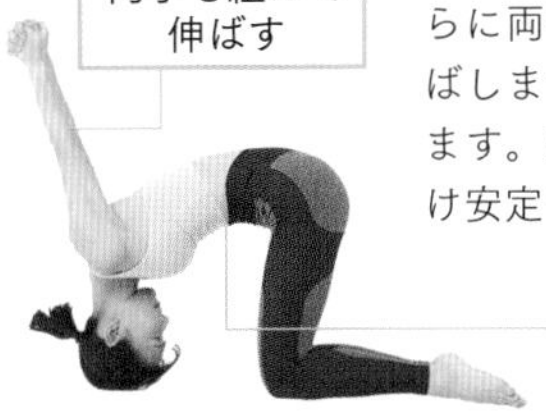
両手を組んで伸ばす
お腹の力を抜かない

できる人は2のポーズから、さらに両手を組んで天井方向に伸ばします。より首の周りが伸びます。頭頂部をしっかり床につけ安定させるのがポイントです。

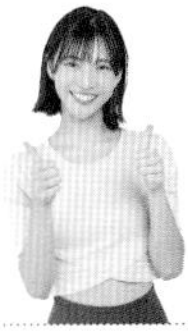
ゆっくり呼吸しながら行いましょう！

2 お尻を持ち上げる

息を吸って両手でしっかり首をサポートしながら、お尻を持ち上げます。ゆっくり頭頂部を床につけていき、首を伸ばします。30秒キープしましょう。

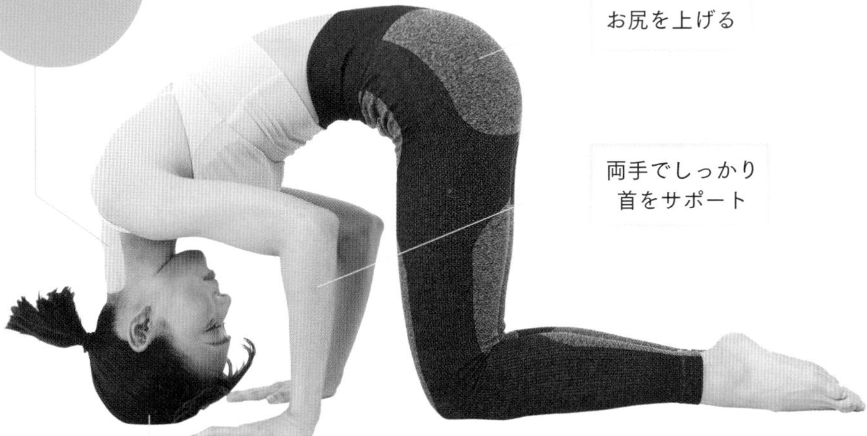
首が伸びる
お尻を上げる
両手でしっかり首をサポート
目を閉じる
頭頂部を床につける

動画はこちら

僧帽筋をしっかり伸ばす
僧帽筋ストレッチ

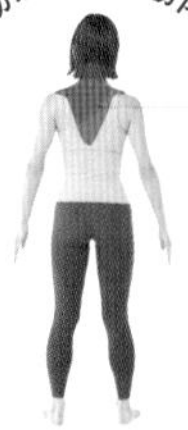

首から背中は僧帽筋で繋がっています。長時間のデスクワークで首や背中に緊張状態が続くと、体のだるさや頭痛に繋がることも。呼吸と共に首から僧帽筋を伸ばして首や肩コリを解消しましょう。

このお悩みに効く! ☑首コリ ☑肩コリ ☑眼精頭痛

30秒

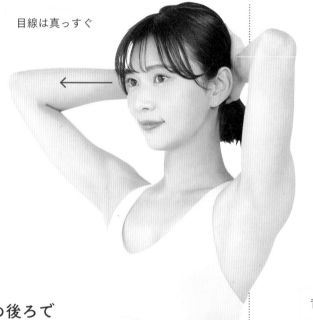

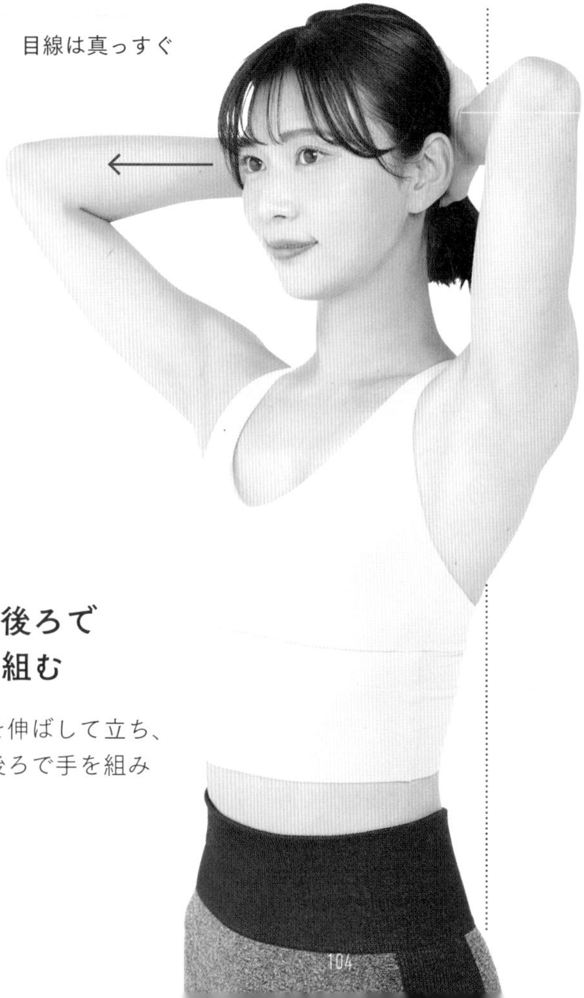

頭の後ろで手を組む

背筋を伸ばして立ち、頭の後ろで手を組みます。

Point

首の後ろから背中を伸ばす

僧帽筋上部・中部に効かせるためにも、首の後ろの力を抜いてストレッチしましょう。息を止めないように自然な呼吸を意識して。

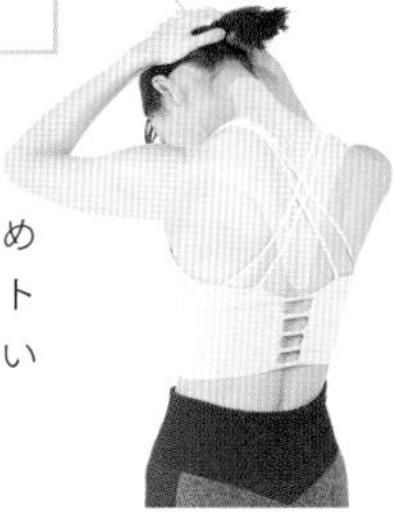
手の重さを
頭に乗せる
イメージ

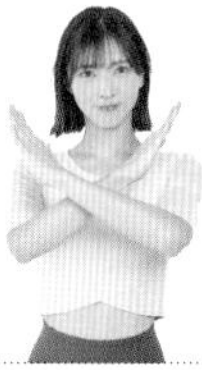
体が丸まって
猫背になったり
肩が上がったりしない
ようにしましょう

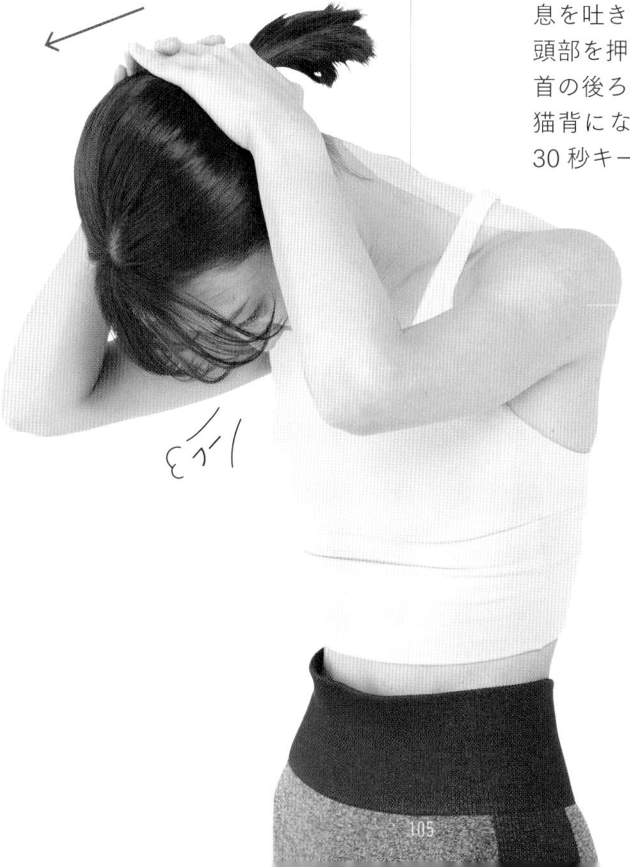
僧帽筋上部・
中部が伸びる
頭を前に倒す
フー
肩は上がらない
ように

2

頭を前に倒す

息を吐きながら両手で軽く後頭部を押して、頭を倒します。首の後ろの力を抜きましょう。猫背にならないよう注意を。30 秒キープします。

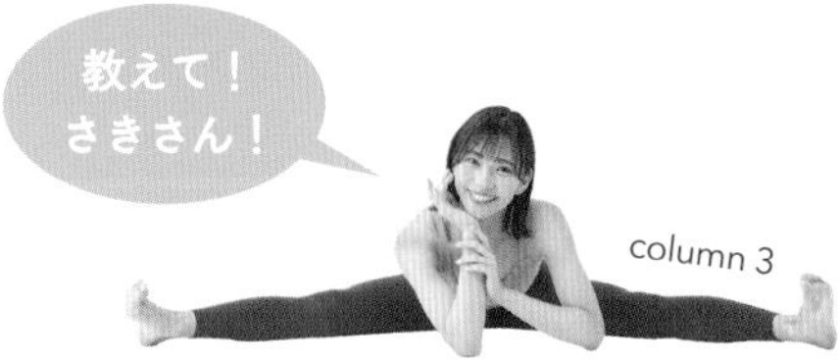

column 3

さきさんのルーティンはどんなことをしているの？

体のためにしている特別なルーティンはないのですが、
１日１万歩を目標にしているので、時間に余裕があれば
電車やタクシーは使わず、なるべく徒歩にしています。
歩くことはどんなトレーニングより簡単に体を動かせますし、
気分もリフレッシュできます。
また、入浴は15分しっかり
湯船に浸かるようにしています。
15分浸かることで
体の深部まで温まるので
寝付きがよくなりますよ！

ある日のルーティン

おはよう
ございます！

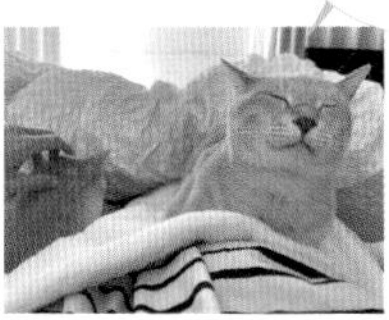

7:00 起床

早めにアラームをかけて、
しばらく愛猫のこまめ・
きなことゴロゴロ。

7:30
うがい・水 or 漢方茶を飲んで、朝食タイムに

お腹を目覚めさせるために寝起きは常温の水か、最近漢方薬局でもらい始めたクセ強めのお茶を朝イチに飲んでいます（笑）。朝食は軽めに済ませます。お腹の空き具合で食べるものを判断します。

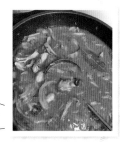

野菜たっぷりスープ

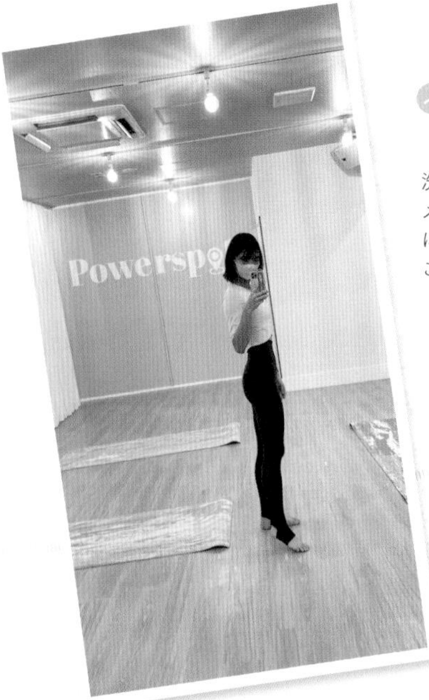

8:00
支度スタート

洗顔 or シャワーして
メイク。服を決めて、
にゃんずの身の回りの
ことをやっておきます。

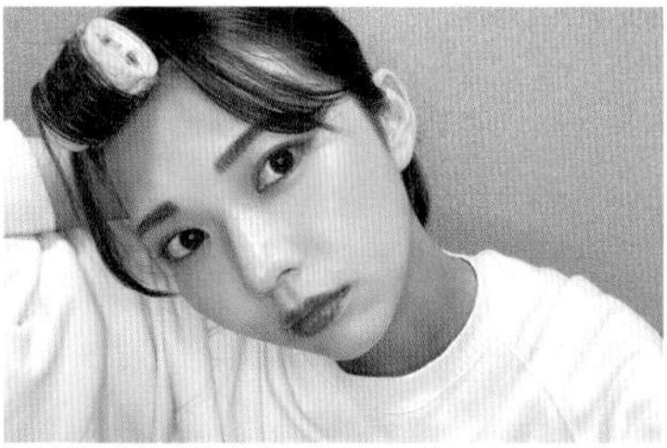

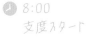

9:00 出発

１日１万歩を目標にしているので
余裕がある日はできるだけ徒歩移動。

10:00 ヨガ レッスン１

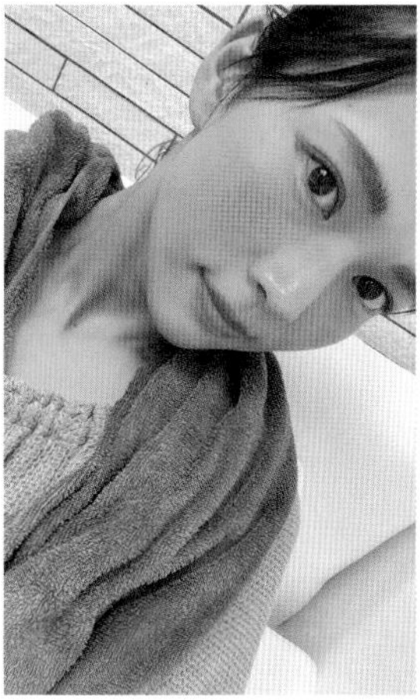

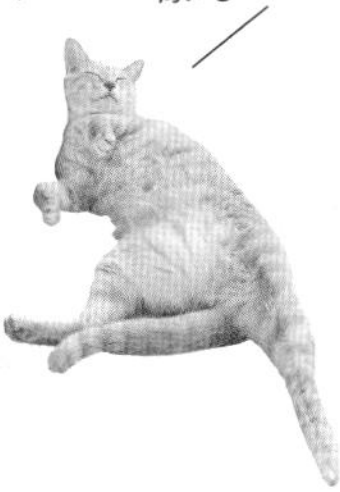
さきちゃん
お疲れ様～

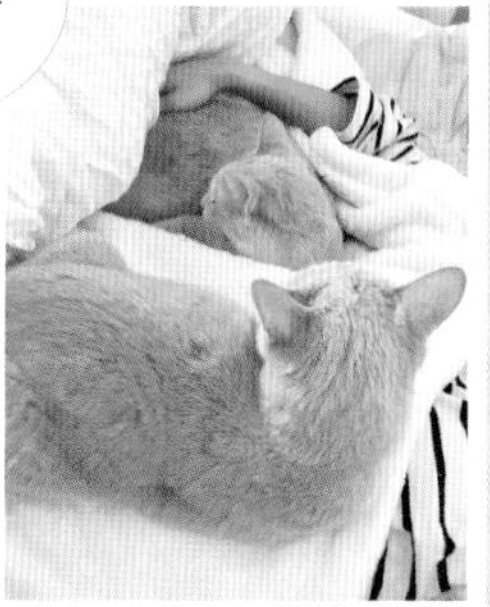
寝るときは
にゃんずも
一緒に♡

0:30 就寝

おやすみなさい～。

22:00 寝支度開始

湯船には15分浸かります。
テレビは消して間接照明で過ごすようにしていて
体を徐々におやすみモードにしていきます。

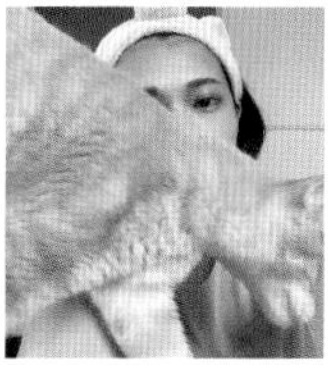

スキンケア

元々アトピー持ちで全身乾燥肌のため、時間がかかります。

20:30 レッスン2

コロナ禍でオンラインレッスンを始めました。

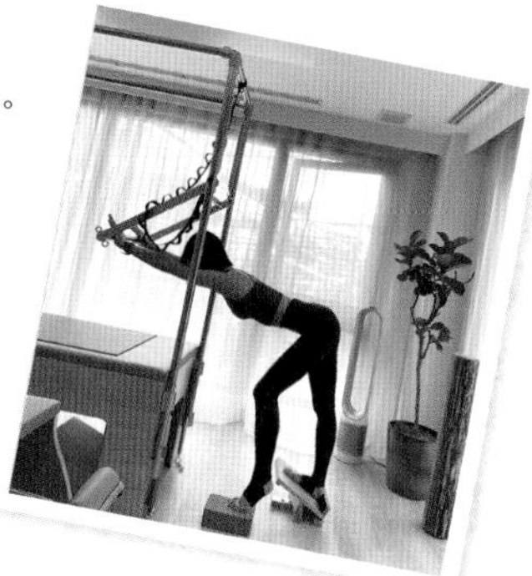

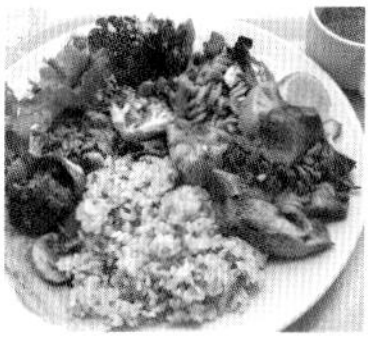

19:30 夕食

その後にレッスンが控えているときは
呼吸が苦しくならないよう
腹八分目で済ませます。

18:00 帰宅

15:00 YouTube撮影

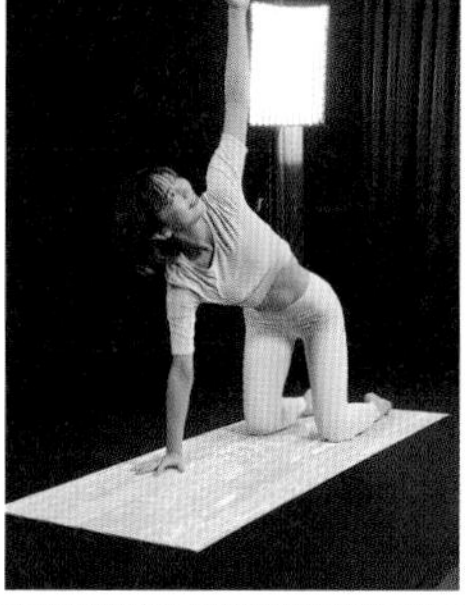

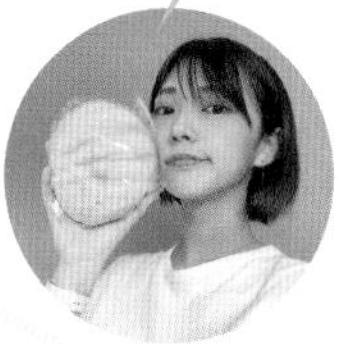
今日は
メロンパン

いつもお昼の
時間はしっかりとは
設けていないので、パッと
済ませることが多いです。

13:00 セルフケア（ピラティス・トレーニング・酵素浴・美容室など）

この日はマシンピラティスでした！
リフレッシュできるし勉強にもなる！
とても好きな時間。

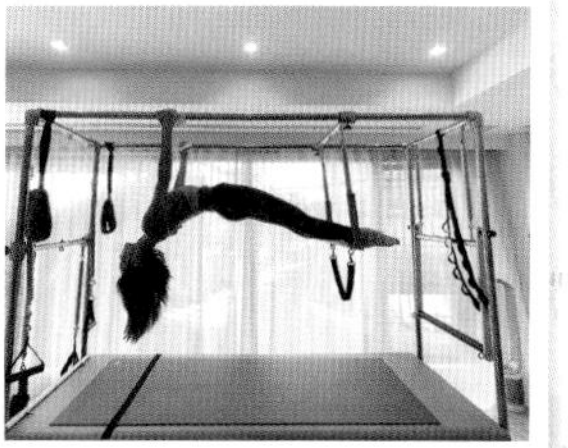

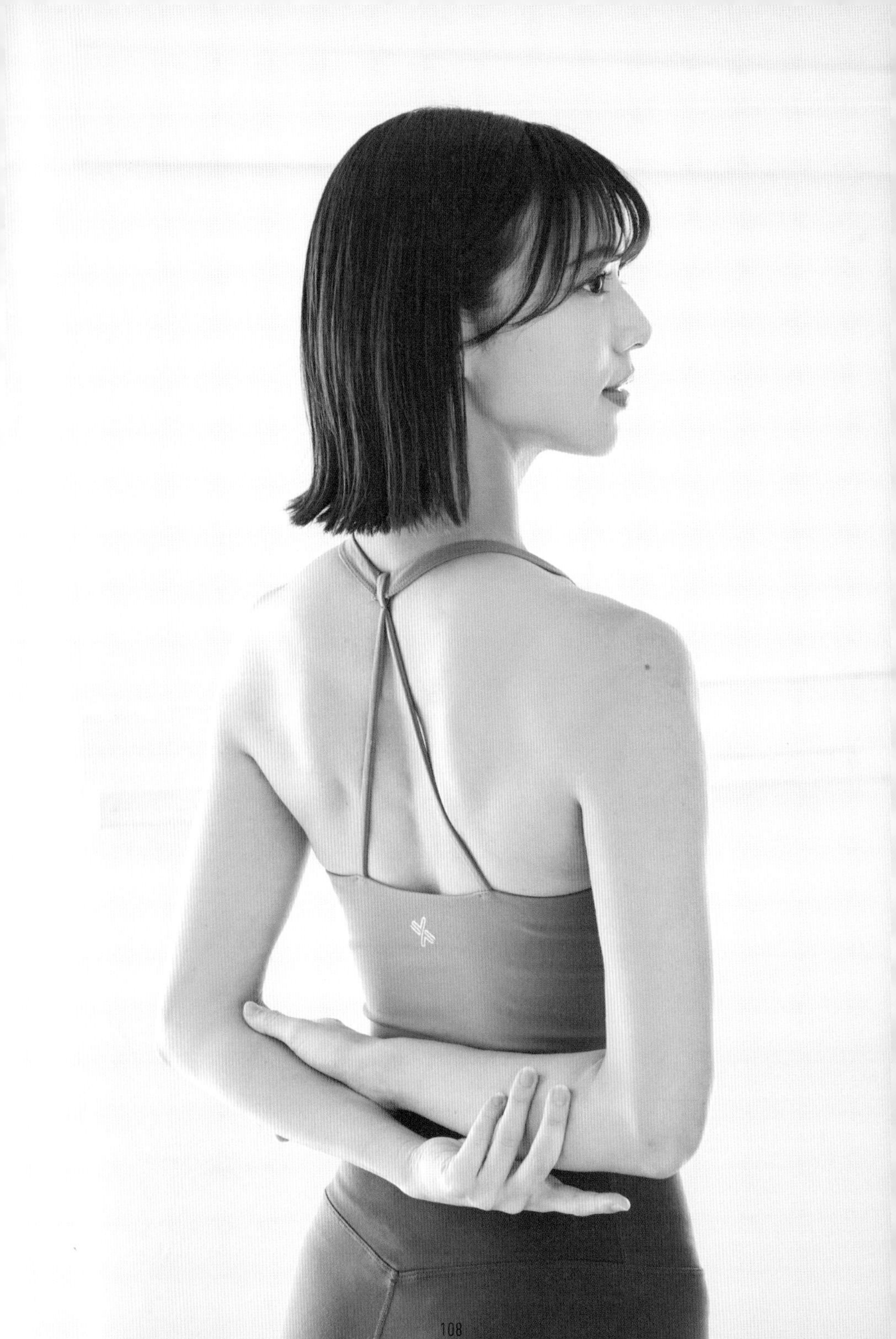

PART 5

姿勢を改善して体の不調を解消する

肩甲骨周りのストレッチ

いつも肩がこっている、なかなか痩せにくい…というお悩みがある人は、肩甲骨周辺の筋肉が硬くなっていることが多いです。肩甲骨周辺の筋肉は日常動作でよく使われるので、柔軟性がなくなると、可動域に制限がかかってしまい動きに無理が生じて疲れやすくなってしまいます。普段から姿勢が悪い、デスクワークなどで同じ姿勢を長時間続けている人は特に硬くなりがち。背中で合掌ができなかった人は、まずは肩甲骨周りをしっかり緩めることが大事です。

肩甲骨をほぐしストレッチすると…

肩甲骨の周りにある、前鋸筋、大胸筋、僧帽筋などの筋肉をストレッチしましょう。背中だけでなく、体の横や前にある筋肉も動かすことで、巻き肩などを改善できます。

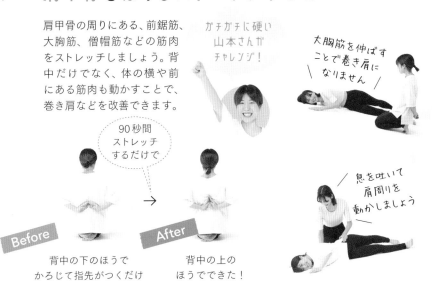

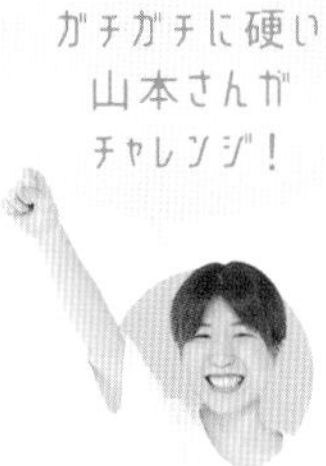
ガチガチに硬い
山本さんが
チャレンジ！

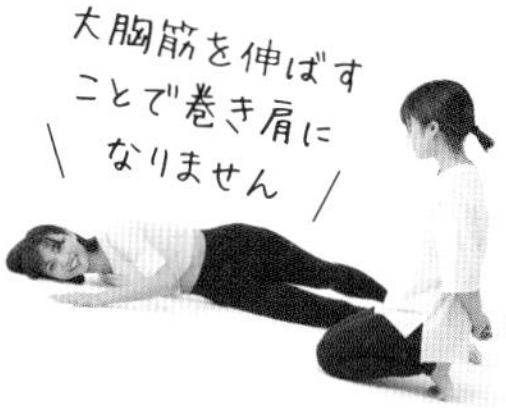
大胸筋を伸ばす
ことで巻き肩に
なりません

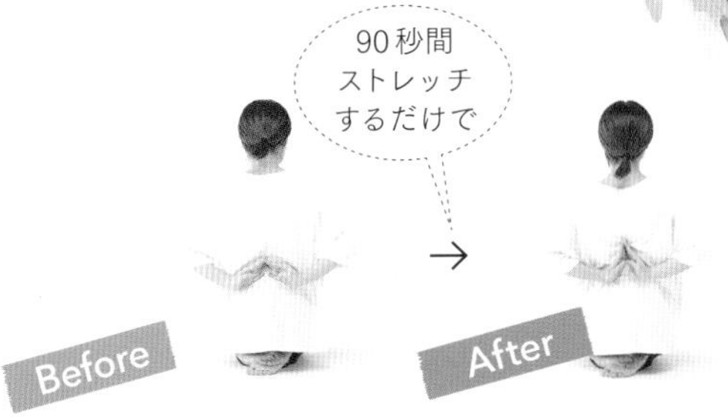
90秒間
ストレッチ
するだけで
→
Before
After

背中の下のほうで
かろじて指先がつくだけ

背中の上の
ほうでできた！

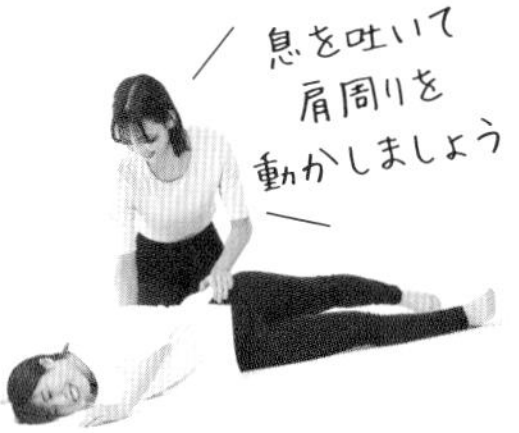
息を吐いて
肩周りを
動かしましょう

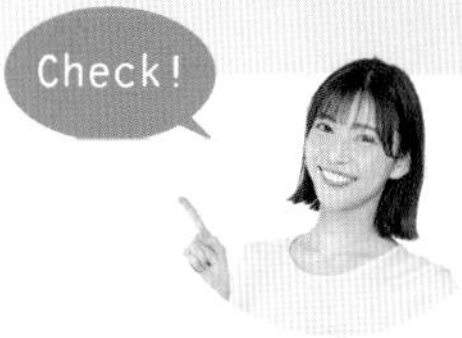

肩甲骨周りをほぐして肩甲骨を本来の位置に戻す

肩甲骨は背中に位置していますが、背中だけでなく、胸・首・肩などに繋がる筋肉も付着しています。腕を上げたり、回したりできるのは肩甲骨がさまざまな筋肉と連動しているからこそです。

ところが、長時間のデスクワークで同じ姿勢でいたり、運動不足だったりすると、**肩甲骨周辺の筋肉がこわばり、硬くなってしまいます。**肩甲骨周りの筋肉が硬くなってしまうと、代謝が悪くなるうえに、血流が滞ることで**肩痛や肩コリといった症状**にも繋がります。

また、猫背や巻き肩などの悪い姿勢が続いてしまうと、**どんどん肩甲骨の位置が前に引っ張られます。**これは猫背によって、**胸の筋肉が縮こまり**、反対に肩や背中の筋肉が伸びてしまうことが原因。

この状態だと、正しい姿勢が保持できなくなるため、肩周りの柔軟性がどんどん失われていき、**肩コリや四十肩、肩痛など**の不調が悪化します。そうならないためにも、固まった肩甲骨の周りはしっかり伸ばした後、肩甲骨が本来の位置になるように周りの筋肉を活性化させるのがポイントです。

今回は、タオルを使ったストレッチも紹介しています。タオルを使うとストレッチ中の姿勢が保持しやすいので、ぜひやってみてくださいね！

こんな不調やボディラインのお悩みを改善！

マッサージに行っても肩コリや肩痛が治らないのは、肩甲骨の位置が前に引っ張られているからかもしれません。また姿勢が悪いせいで、胸の筋肉が硬いと呼吸がしづらくなります。

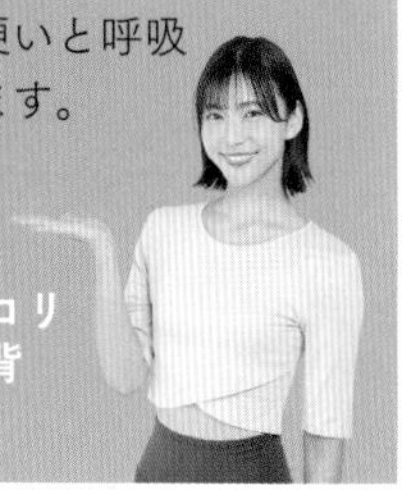

- ☑ 姿勢改善
- ☑ 呼吸が浅い
- ☑ 四十肩
- ☑ 肩コリ
- ☑ 巻き肩
- ☑ 猫背

肩甲骨周りの筋肉

胸・肩周りの筋肉

胸や肩の筋肉は猫背や巻き肩によって、縮こまってしまいがちです。ここが硬いと呼吸が浅くなり、インナーマッスルも使いづらくなります。バストが下がる原因にも。

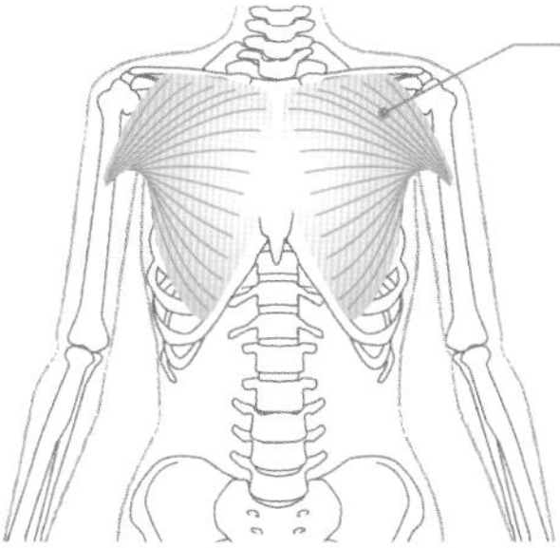

大胸筋

胸の大きな筋肉。腕を上げるときなどに使われる。

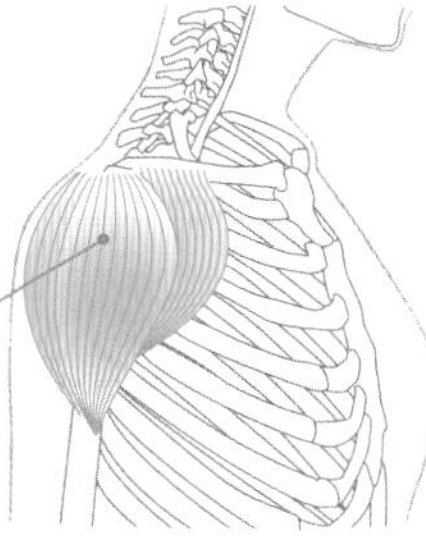

三角筋

肩関節を覆う筋肉。

背中周りの筋肉

首から肩にかけて広がる僧帽筋、背中の下半分を覆う広背筋、肋骨の側面から肩甲骨の内側についている前鋸筋。肩の上げ下げを担ったり肩甲骨を安定させたりする役割があります。しっかり伸ばすことで、猫背や巻き肩などの悪い姿勢を改善できます。

広背筋《こうはいきん》

背中から腰、腕へと繋がる大きな筋肉。

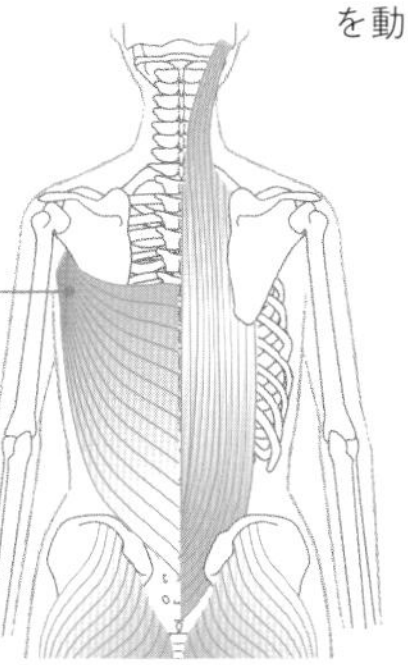

前鋸筋

僧帽筋と共同して、肩甲骨を動かす筋肉。

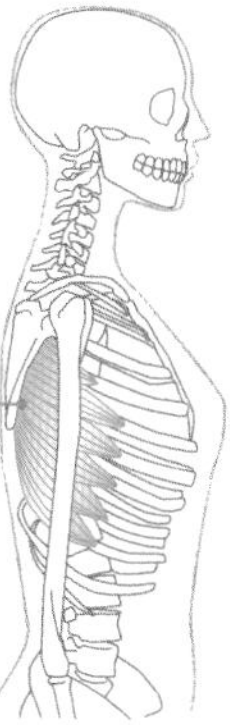

僧帽筋

肩甲骨を動かしたり、安定させたりといった働きがある。

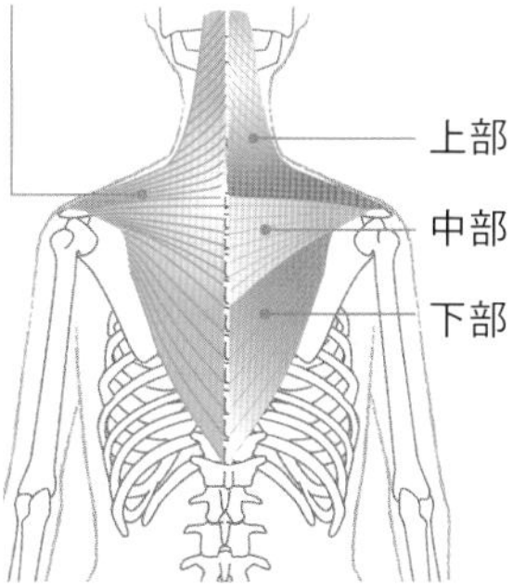

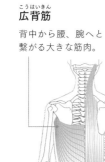

動画はこちら

肩甲骨周りを緩める
胸・背中マッサージ

肩周りの筋肉の多くは肩甲骨と繋がっており、姿勢が悪いとすぐに硬くなって、筋膜が癒着してしまいます。マッサージすることで、血行とリンパの流れをよくしていきましょう。

30秒

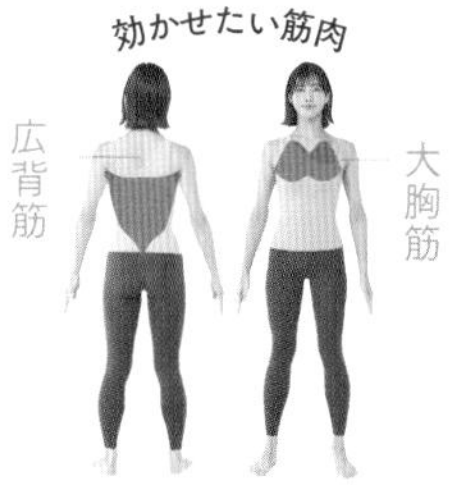
効かせたい筋肉
広背筋
大胸筋

このお悩みに効く！ ☑巻き肩 ☑姿勢改善 ☑肩コリ

1 右手を左の脇の下に差し込む

右手の親指で左の脇の前を押さえて、ほかの指は脇の中に差し込みましょう。手を差し込んだらつかんで、もみほぐします。

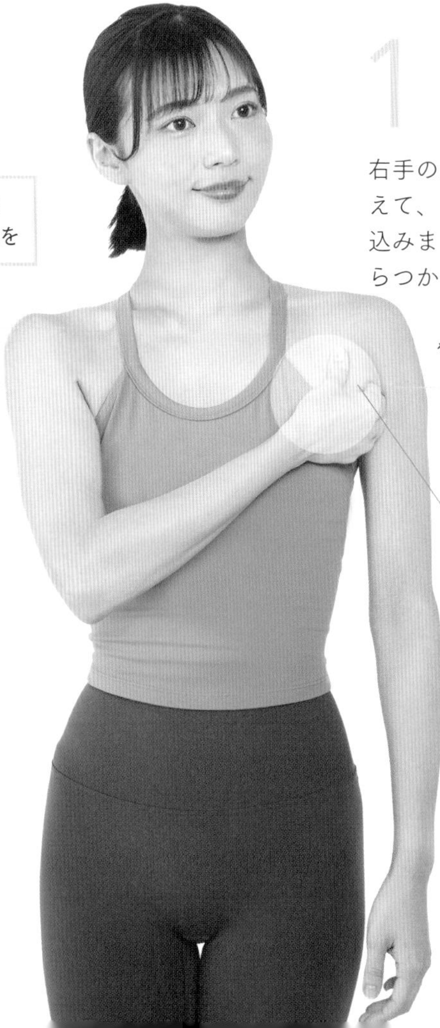
肩周りは
リラックスを
ギュッ
軽く圧迫する
脇の下の
リンパをほぐす
胸の筋肉が
ほぐれる

Point

巻き肩の人は特に念入りに

スマホの見すぎなどで肩が前にいきがちな巻き肩の人は、僧帽筋や前鋸筋が硬くなっています。肩甲骨の上から下までしっかりほぐしましょう。

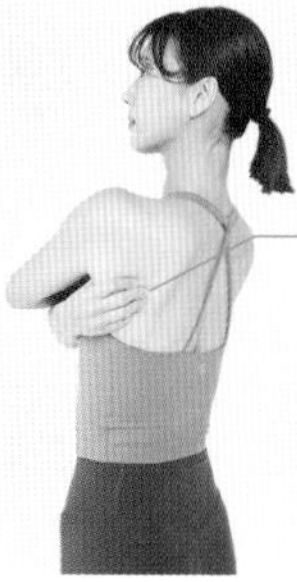
下側もしっかりと

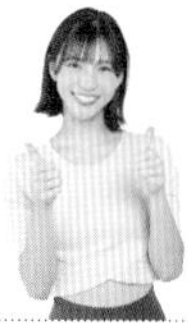
強くもみほぐす必要は
ありません。
痛気持ちいい程度に
ほぐしましょう！

2 脇の下に親指を差し込み、ほかの指は背中側の脇に密着させる

1で前面をほぐしたら、親指を脇の下に差し込み、残りの指を背中側に密着させます。肩甲骨の周りを上から下に順番にもみほぐしていきましょう。15秒ほぐしたら反対側も同様に。

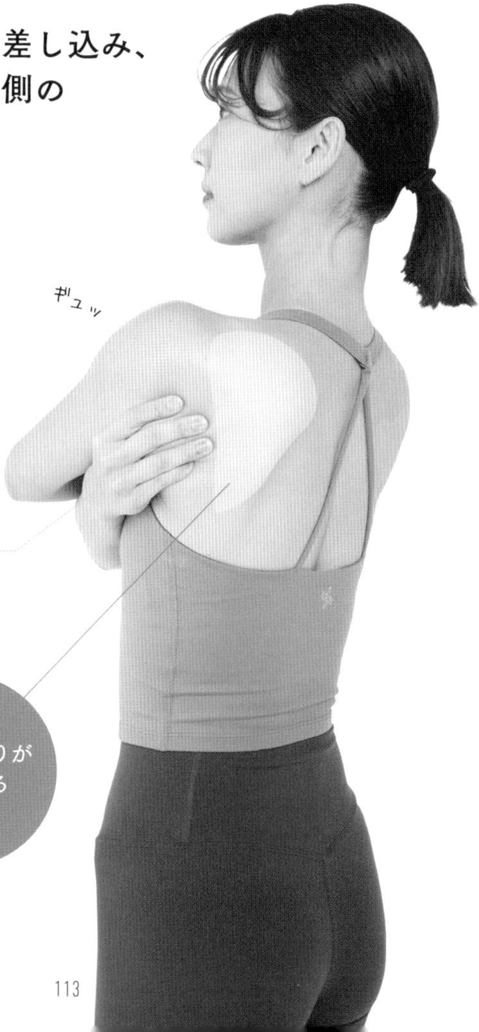
ギュッ
親指以外は
背中側に添える
背中部分をほぐす
肩甲骨周りが
ほぐれる

動画はこちら

胸の筋肉を伸ばす
大胸筋フロアストレッチ

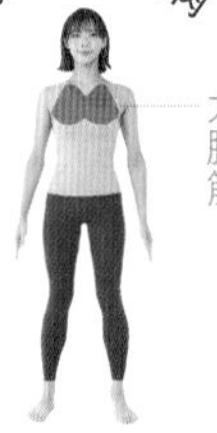
効かせたい筋肉
大胸筋

猫背になりやすい人におすすめのストレッチ。縮こまった胸の筋肉を伸ばしましょう。胸の筋肉を伸ばすことで、腕を動かすのがラクになります。

30秒

このお悩みに効く！ ☑猫背 ☑巻き肩 ☑呼吸が浅い

1 うつ伏せになり、ひじを90度に曲げて床につける

うつ伏せになり、左ひじを肩の高さくらいにして90度に曲げて、床につけます。右手は、胸の横につけます。

上から見ると

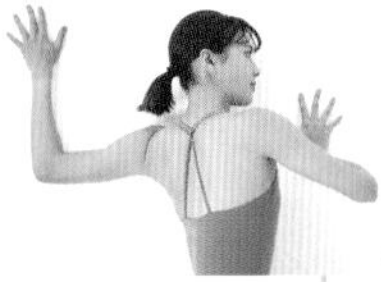

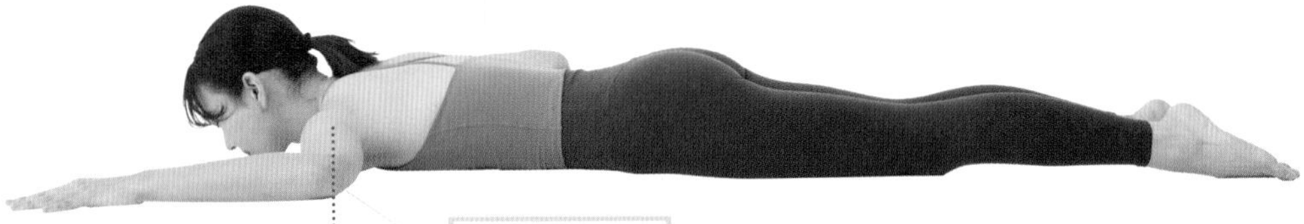
右手は胸の高さに
ひじは90度
肩の高さ

Point

手でしっかり床を押す

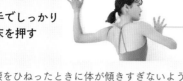

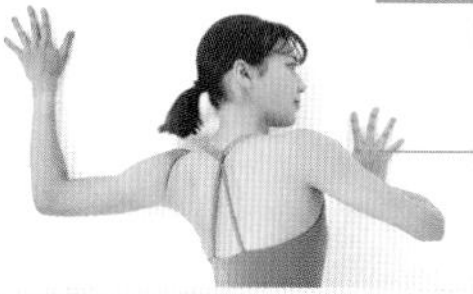
胸元の近くに
手を置く

腰をひねったときに体が傾きすぎないように、支える手は胸元の近くに置き、床をしっかり押すようにしましょう。ターゲットの大胸筋がしっかりストレッチできます。

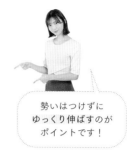

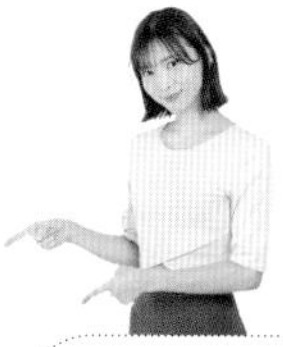
勢いはつけずに
ゆっくり伸ばすのが
ポイントです！

2 右脚を持ち上げながら腰も一緒にひねる

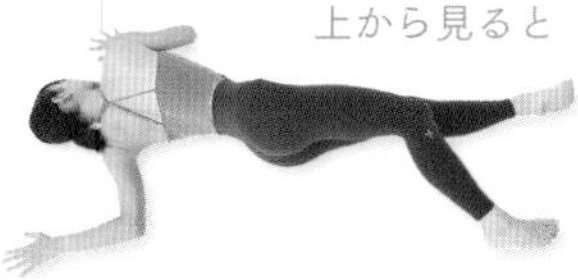
右手はしっかり
床を押す
上から見ると

右脚を持ち上げながら、腰をひねりつつ、体を起こして左ひじから胸を伸ばします。肩が少し浮くくらいひねってもOK。ゆっくり呼吸しながら行いましょう。15秒キープして反対側も同様に。

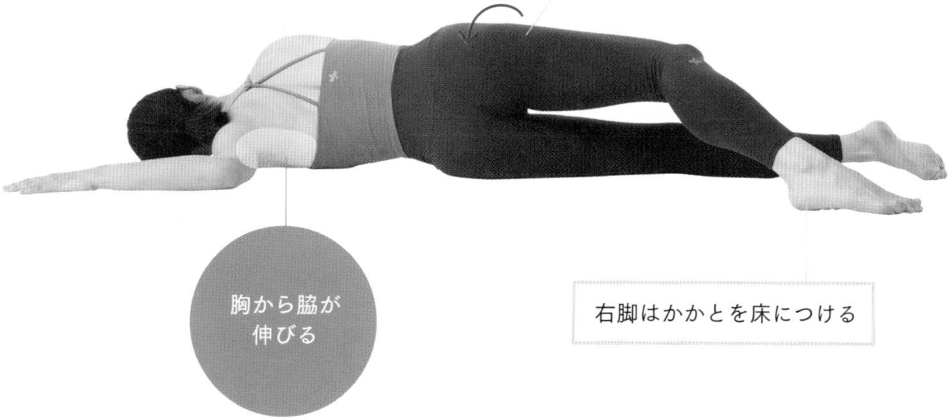
肩が少し浮く
腰を左にひねる
胸から脇が
伸びる
右脚はかかとを床につける

動画はこちら

呼吸と共に肩甲骨を動かす

肩甲骨プッシュアップ

猫背や巻き肩だと、肩甲骨はどんどん前に引っ張られていきます。肩甲骨を寄せるエクササイズで、本来の位置に戻しましょう。

30秒

効かせたい筋肉

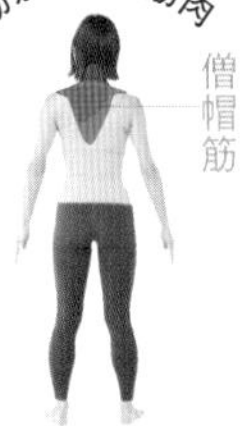

このお悩みに効く！ ☑猫背 ☑巻き肩 ☑呼吸が浅い

上から見ると

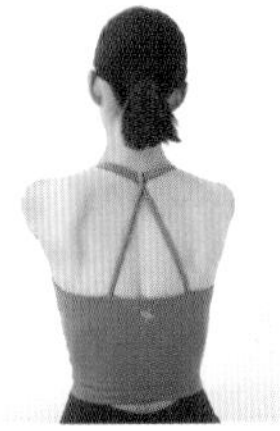

1 四つ這いになる

手は肩幅、脚は腰幅に開いて四つ這いになり、息を吸います。

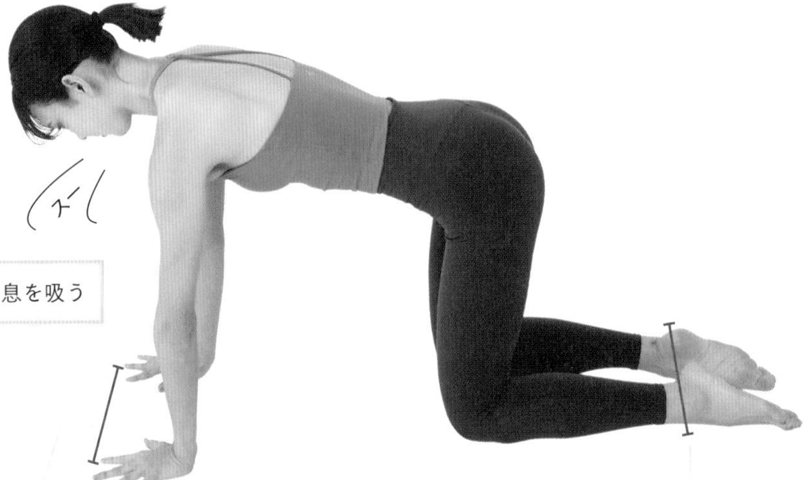

Point

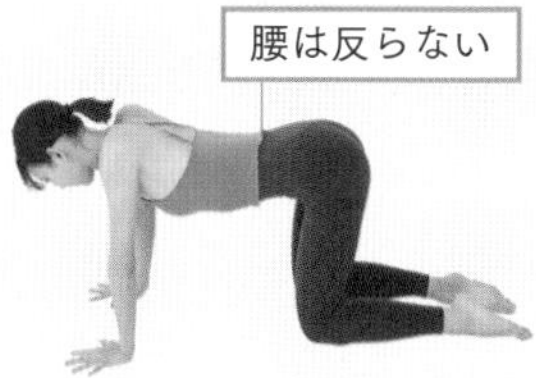
腰は反らない

**お腹の力は
抜かない**

お腹の力が抜けると腰が反るので注意しましょう。息を吐くとき、おへそを背骨のほうに引き上げる意識で行うようにするのがポイント。

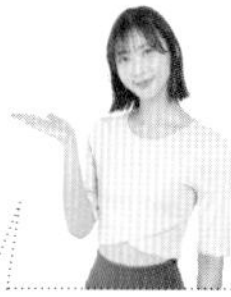

肩の力を抜いて
行いましょう

上から見ると

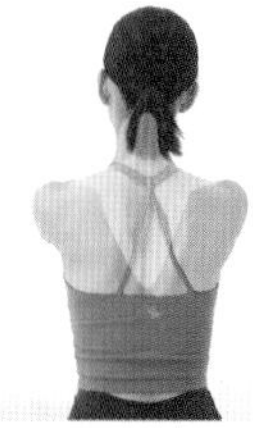

2 肩甲骨を寄せる

息を吐きながら、肩甲骨を背中の中心に寄せます。ひじは曲げないように注意しましょう。
少しだけ体を起こしながら、今度は寄せた肩甲骨を離すようにしましょう。30秒繰り返します。

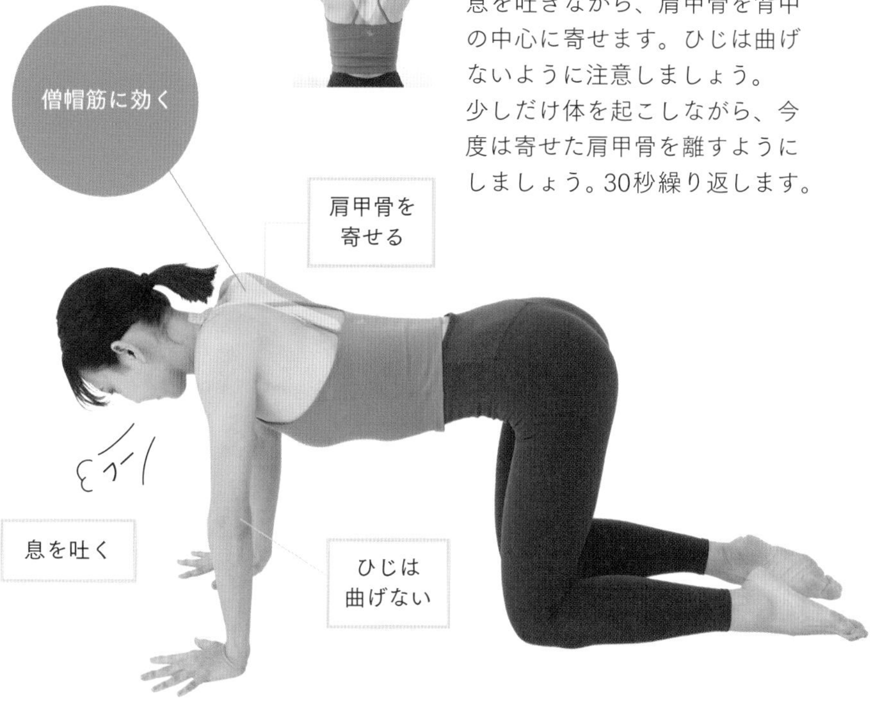
僧帽筋に効く
肩甲骨を
寄せる
フー
息を吐く
ひじは
曲げない

▲
動画はこちら

前鋸筋を伸ばす
タオルでY字ストレッチ

長時間のデスクワークでバランスが悪くなった肩甲骨が自然に左右対称となるように伸ばすストレッチです。左右に上半身を倒すだけで血行がよくなり、体もポカポカしてきます。

30秒

効かせたい筋肉

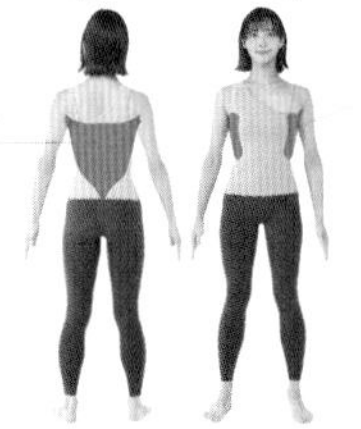
広背筋
前鋸筋

このお悩みに効く！ ☑肩コリ ☑猫背 ☑姿勢改善

1 あぐらの状態で、タオルを持って両腕を上げる

あぐらの状態になり、背筋を伸ばして、タオルの両端を持って両腕を上げます。

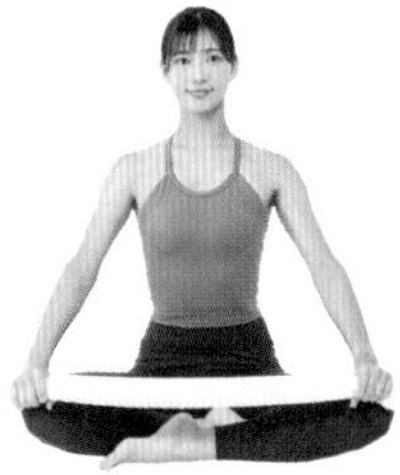

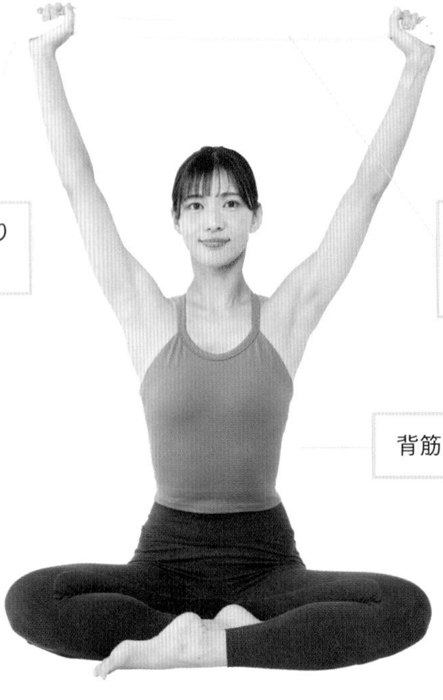
しっかり
上げる
タオルは
フェイスタオル
くらいの大きさ
背筋は伸ばす

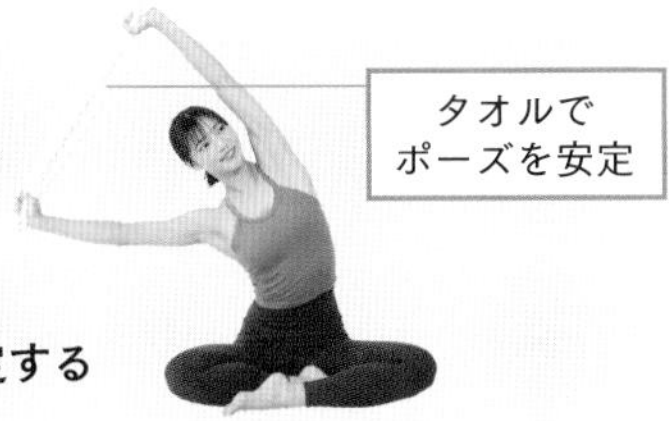
タオルで
ポーズを安定

Point

**タオルを
持つことで
ポーズが安定する**

肩甲骨が柔らかい人は何も持たなくてもOKですが、初心者はタオルを持って行うことで姿勢が安定しストレッチがしやすくなります。

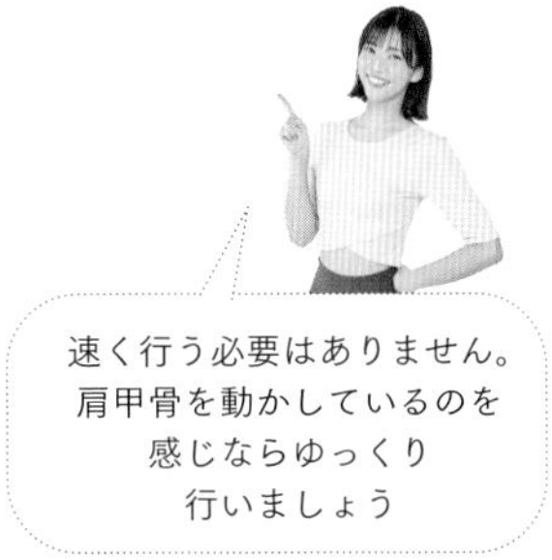
速く行う必要はありません。
肩甲骨を動かしているのを
感じならゆっくり
行いましょう

2 上半身を左右に倒す

息を吐きながら、上半身を左右に倒します。このとき腕ではなく、肩甲骨を動かすようにするのがポイント。30 秒繰り返します。

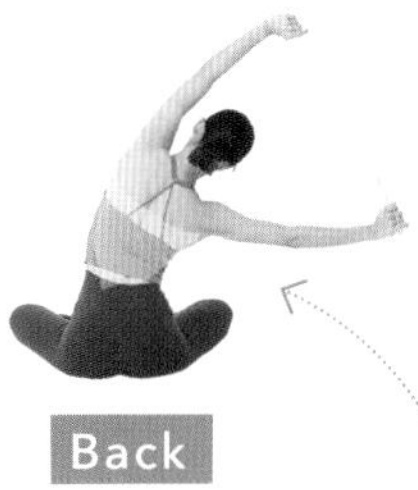
Back

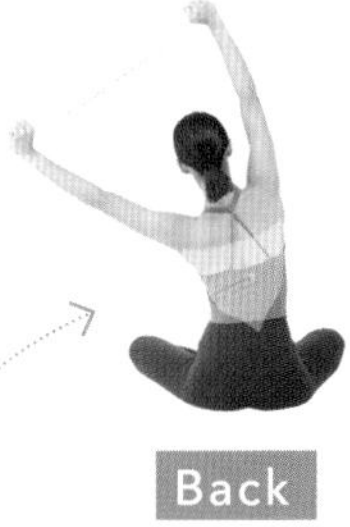
Back

広背筋・
前鋸筋に効く

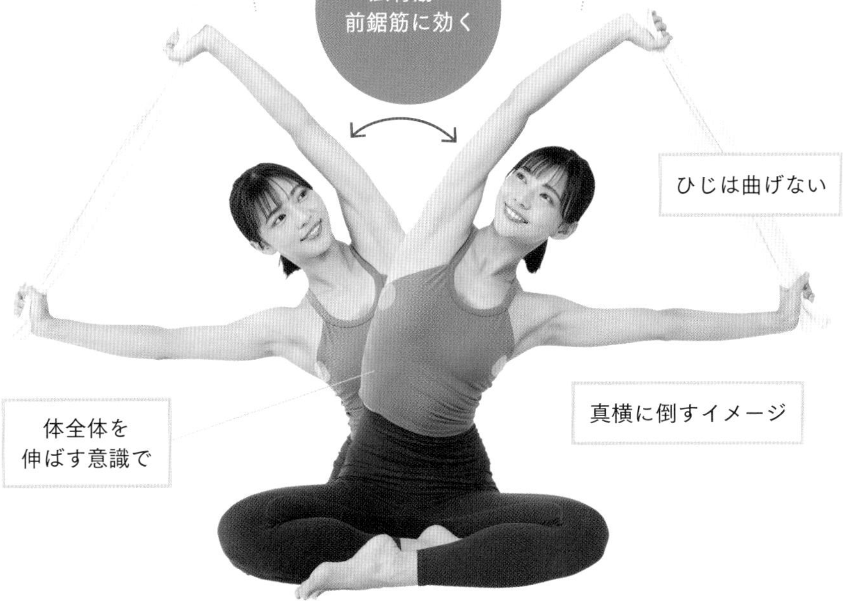
ひじは曲げない
体全体を
伸ばす意識で
真横に倒すイメージ

肩甲骨周りのタオルストレッチ 02　伸ばす → 伸ばす → 活性化させる

肩甲骨周りの筋肉の癒着を取る
セルフ肩甲骨はがし

動画はこちら

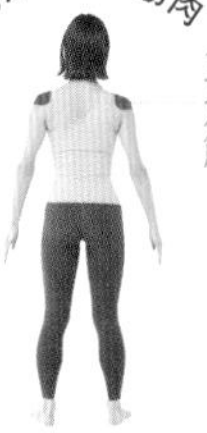

効かせたい筋肉
三角筋

道具などがなくてもタオルがあれば、簡単に肩甲骨はがしができます。猫背や巻き肩の人は、硬くなった筋肉を伸ばしましょう。

30秒

このお悩みに効く！ ☑肩コリ ☑猫背 ☑巻き肩

1 タオルを左ひじにかける

まずあぐらの状態になります。フェイスタオルを細長く折り、二つ折りにしたら輪の部分を左ひじにかけます。タオルの両端は右手で持ち、左手の甲を腰に当てるのがポイント。

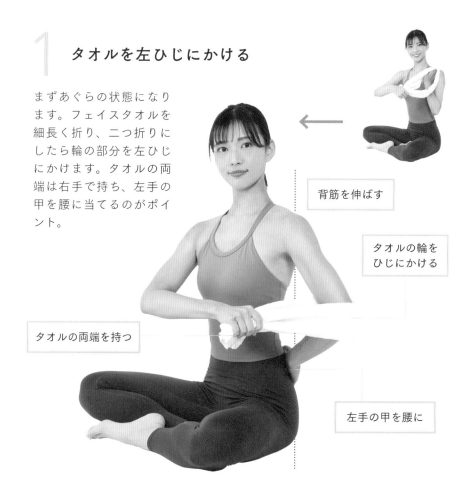

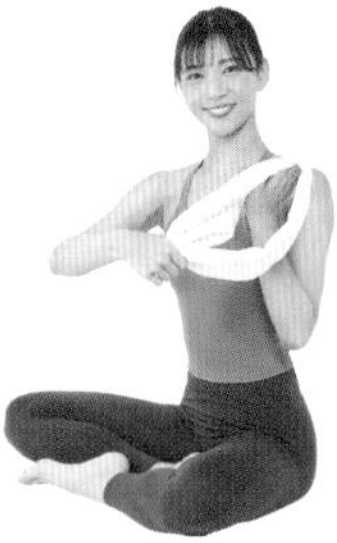

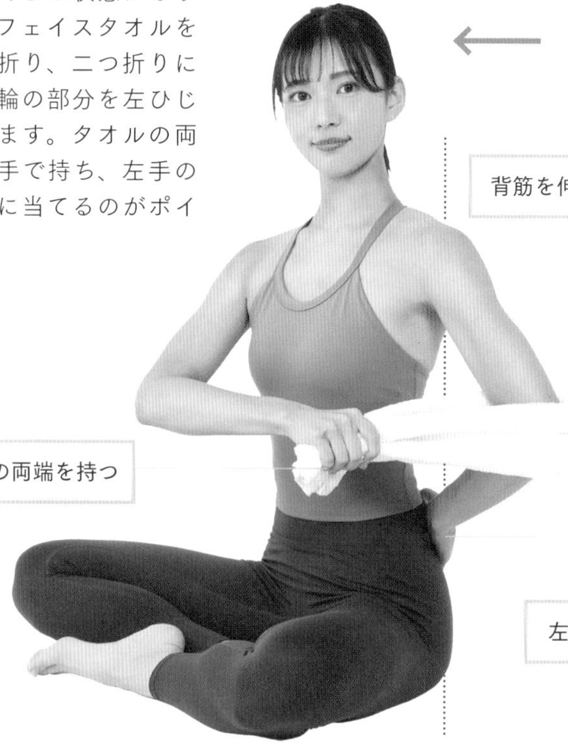

背筋を伸ばす
タオルの輪をひじにかける
タオルの両端を持つ
左手の甲を腰に

× NG

**体ごと
ねじるのは
NG**

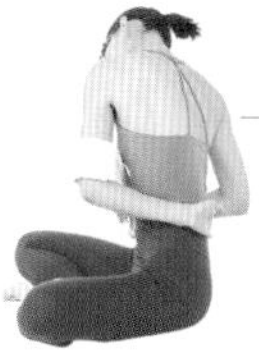
体が
倒れる

前に引っ張り出すときに、ひじだけでなく体ごとねじってしまうと肩甲骨に効きません。背筋を伸ばして行いましょう。

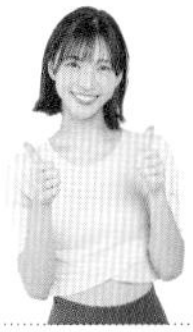
背中合掌が全然できない
体が硬い人におすすめ。
タオルがあるので
簡単にできます！

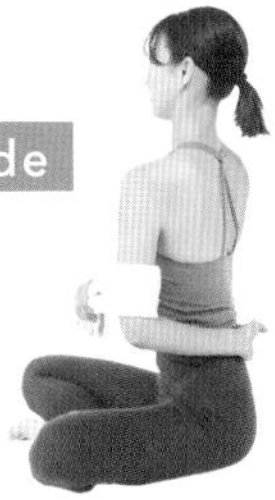
Side

2 右手でタオルを引っ張る

タオルの両端を持っている右手で左ひじを前に引っ張るようにします。自然とひじが前に動き、肩甲骨をはがすことができます。15秒キープして反対側も同様に。

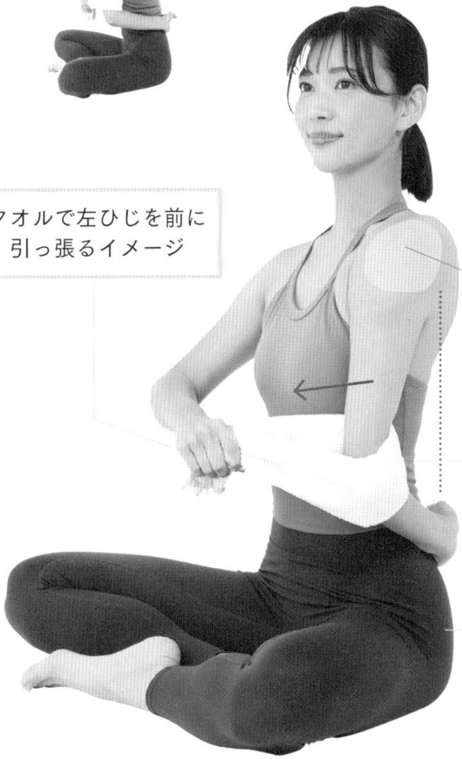
タオルで左ひじを前に
引っ張るイメージ
三角筋に
効く
背筋は伸ばす
体は動かさない

肩甲骨周りのタオルストレッチ 03 伸ばす → 伸ばす → 活性化させる

肩甲骨周りを活性化させる タオルでW字ストレッチ

動画はこちら

タオルを使って肩甲骨を真ん中に引き寄せ、猫背で丸まった背中や縮こまった胸を開くことで、肩甲骨の可動域を広げます。胸が開くのでデコルテの美しさにも繋がります。

30秒

効かせたい筋肉

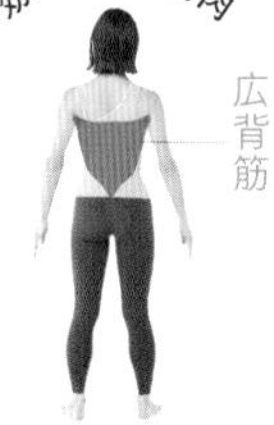
広背筋

このお悩みに効く！ ☑姿勢改善 ☑猫背 ☑デコルテすっきり

1 タオルを両手で持って、腕を上げる

まずあぐらの状態になります。フェイスタオルを細長く折ったら、肩幅より広めの長さで持ち、腕を真っすぐ上げます。

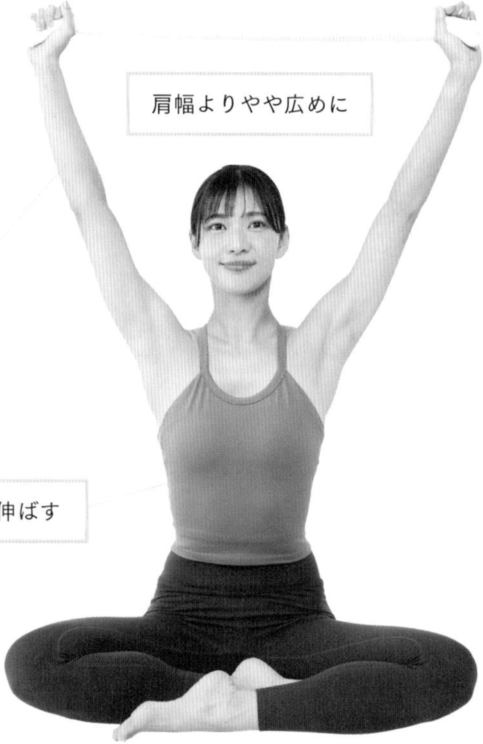
肩幅よりやや広めに
腕を真っすぐ上げる
背筋を伸ばす

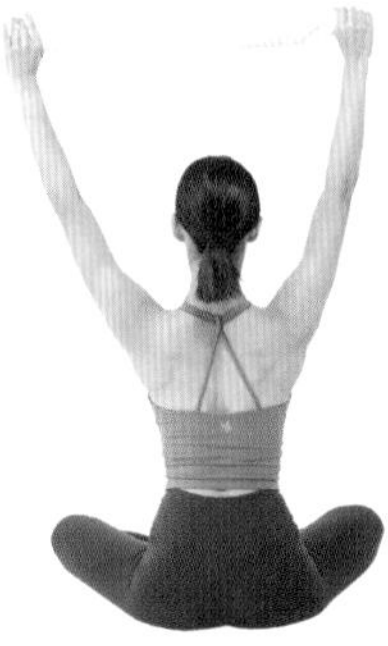

Back

× NG

首をすくめたり、肩が上がったりするのはNG

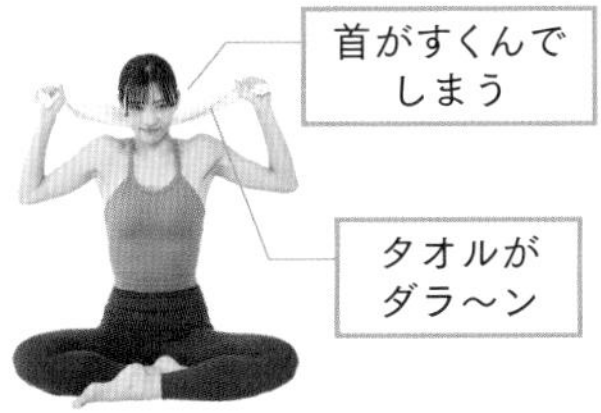
首がすくんでしまう
タオルがダラ〜ン

腕を下げるときに、首がすくんだり、肩が上がったりしてしまうと肩甲骨が動きません。ただの上げ下げの運動になるので注意を。

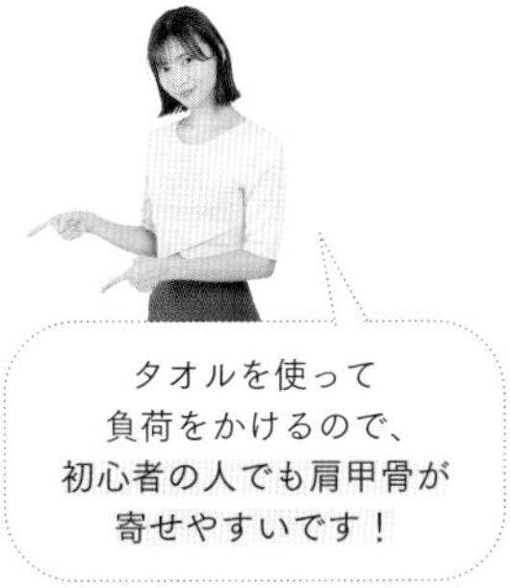
タオルを使って負荷をかけるので、初心者の人でも肩甲骨が寄せやすいです！

2 頭の後ろを通すように腕を下げる

そのまま、頭の後ろにタオルを通すようにひじを下げます。このときに肩甲骨を体の真ん中に寄せる意識で行い、腕がW字になるようにしましょう。1に戻って腕を下げるのを30秒続けます。

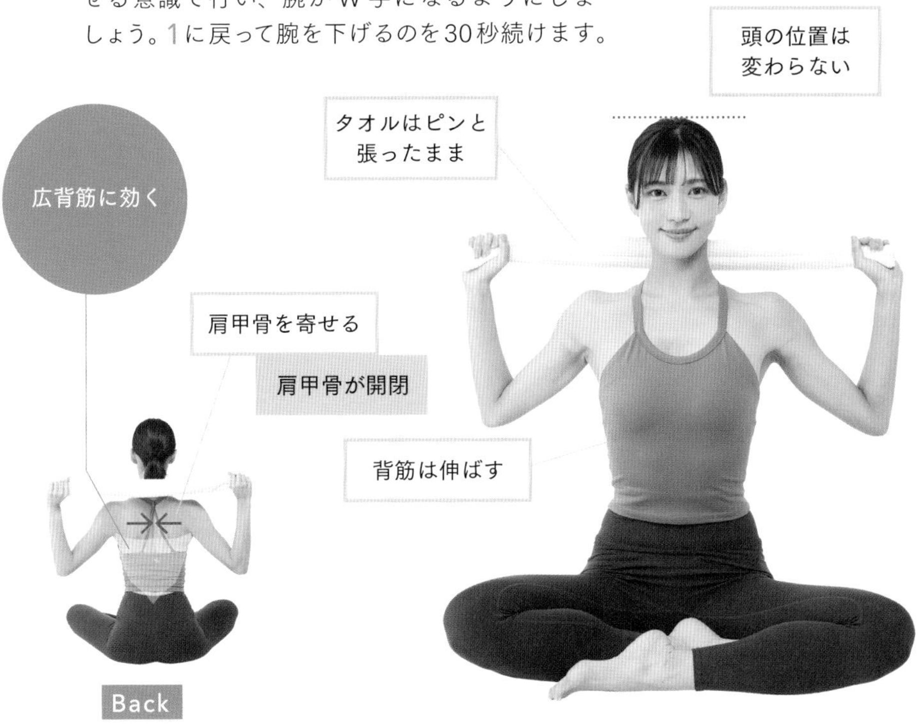
頭の位置は変わらない
タオルはピンと張ったまま
広背筋に効く
肩甲骨を寄せる
肩甲骨が開閉
背筋は伸ばす
Back

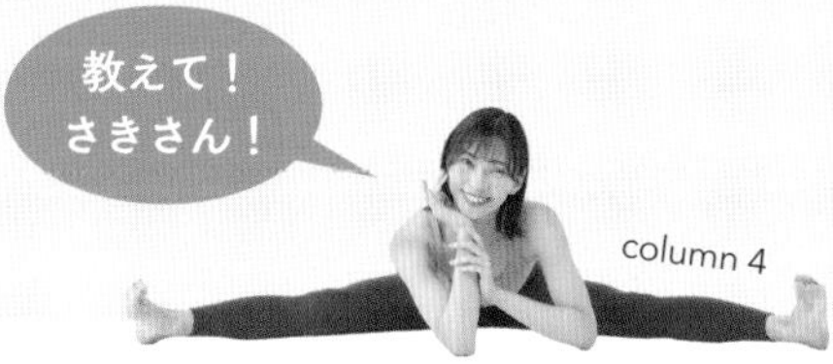

column 4

食事はどんなことに気をつけていますか？

食べるのが大好きなので、お仕事で体を絞らないといけないとき以外は、わりと好きに食べています！ ストレス解消を食事の方向にもっていかないように、適度にコントロールするのが大切だと思います。

なんとなくの食事Myルール

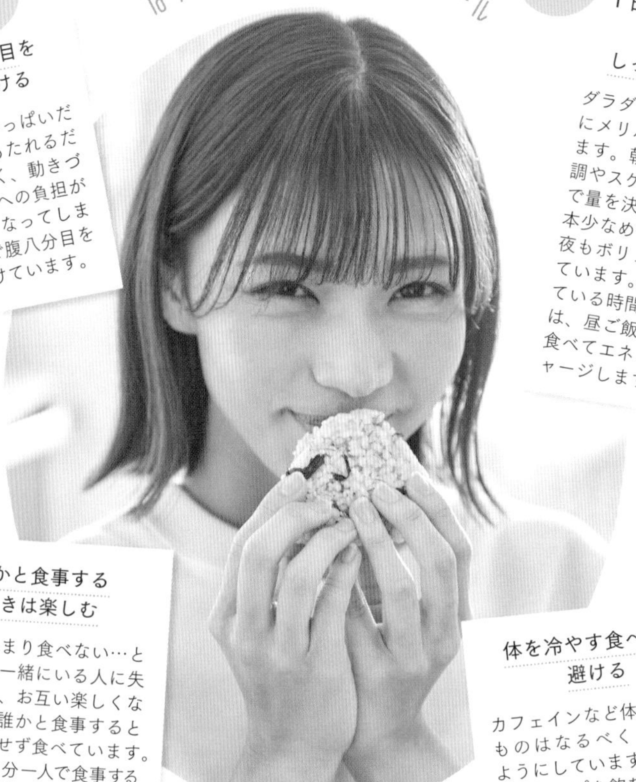

1

1日の食事の中で昼ご飯はしっかり食べる

ダラダラ食べないようにメリハリをつけています。朝はその日の体調やスケジュール次第で量を決めますが、基本少なめにしています。夜もボリュームを抑えています。その分動いている時間が多い日中は、昼ご飯をしっかり食べてエネルギーをチャージします。

2

腹八分目を心掛ける

お腹がいっぱいだと胃がもたれるだけでなく、動きづらく体への負担が大きくなってしまうので腹八分目を心掛けています。

3

体を冷やす食べ物は避ける

カフェインなど体を冷やすものはなるべくとらないようにしています。夜は温かいスープを飲むなどして、内臓から温めるようにして代謝を上げています。

4

誰かと食事するときは楽しむ

私だけあまり食べない…というのは一緒にいる人に失礼ですし、お互い楽しくないので、誰かと食事するときは気にせず食べています。その分、自分一人で食事するときに調整します。メリハリをつけるのが大事です！

ある日の食事

朝

全体的に量は少なめ

量は起きたときの
空腹具合で決めます。

- 絞りたいとき→
  飲み物だけ（プロテイン）
- 普段→
  気分次第。卵かけご飯の時もあれば大好きなパンを食べるときも

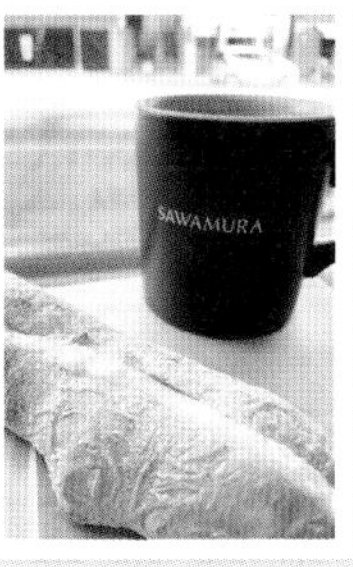
SAWAMURA

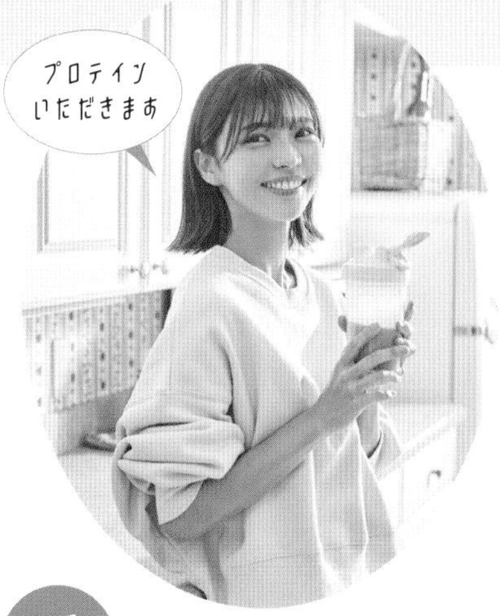
プロテイン
いただきます

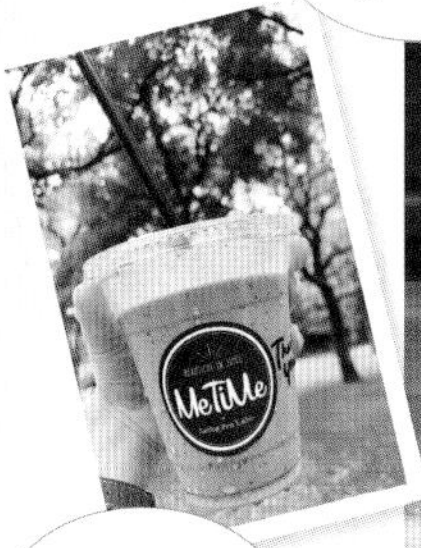
MeTiMe
スムージー
LOVE♡

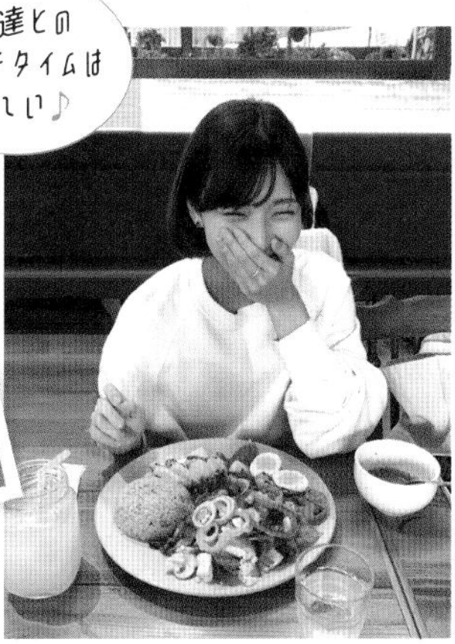
友達との
ランチタイムは
楽しい♪

昼

量は腹八分目

おやつや甘いものも、食べるなら日中にします。人と食事するときは思いっきり食べて楽しむのが継続のコツ。基本的に外食するならランチです！

- 絞りたいとき→
  小麦・白砂糖・大量の生野菜など体が冷えそうなものは極力避けて、自炊が基本
- 普段→好きなものを食べる

夜

量はやや少なめ＋早めの時間を意識

寝るときにお腹いっぱいじゃないほうが翌日の調子が良いので、量を少なめにして炭水化物はあまり食べません。

- 絞りたいときも普段も→
  あたたかい汁物（みそ汁）、
  スープはマスト
  ＋おかず2～3種類を少量
  炭水化物はあまり食べない

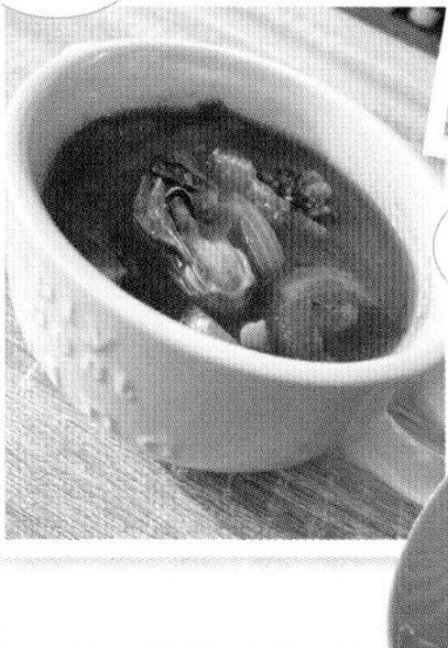
スープは
マスト

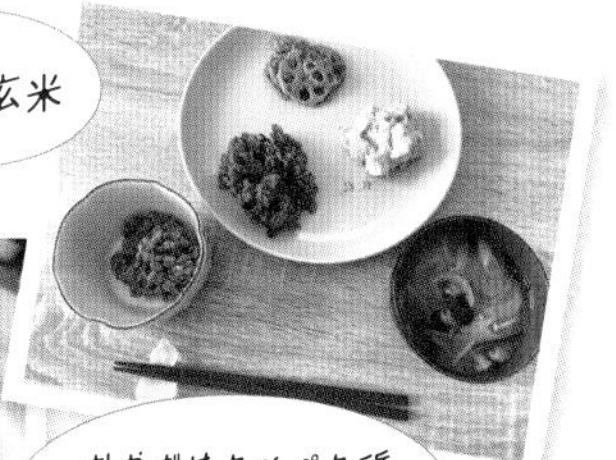
ご飯は玄米

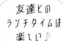

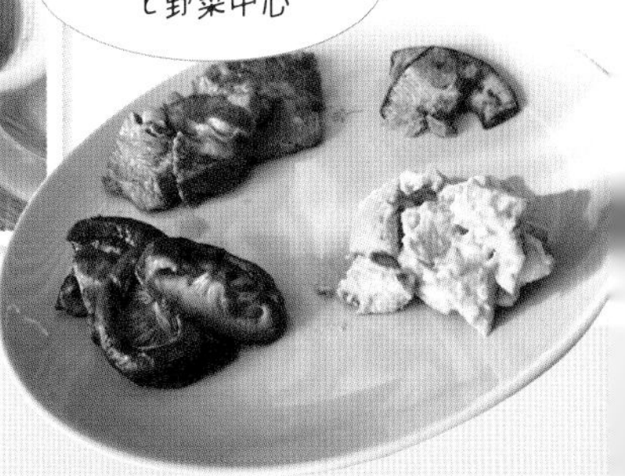
おかずはタンパク質
と野菜中心

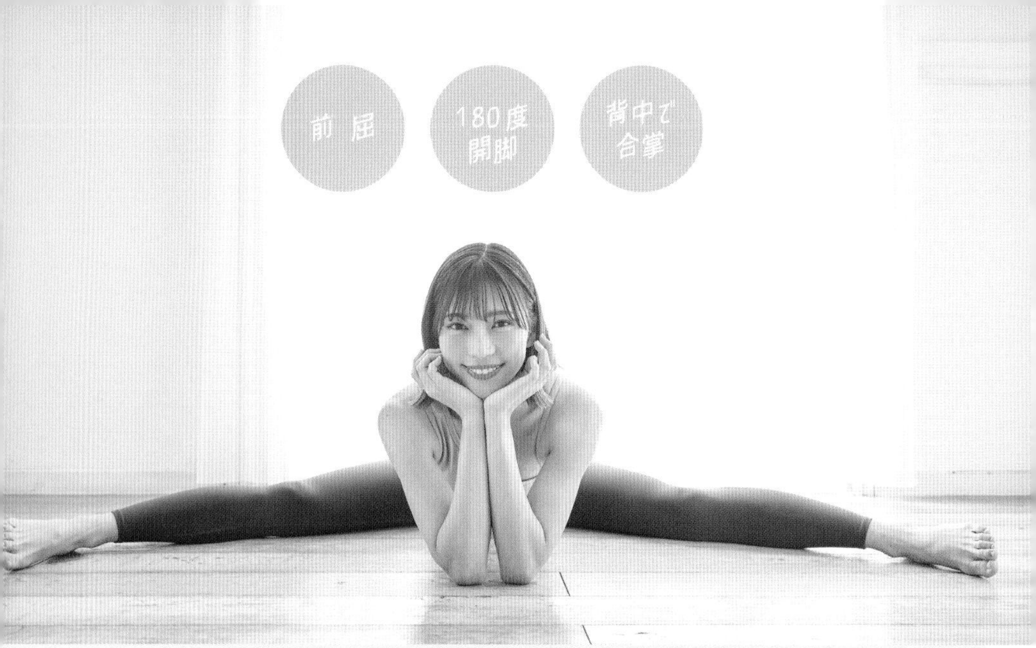

夢のポーズにチャレンジ！

PART2～PART5のほぐしストレッチを
2週間くらい続けていただくと、最初の硬さチェック時より、
前屈が深くなったり、背中を反らしやすくなったりします。
体が柔らかくなったのを実感できるようになったら、前屈、180度開脚、
背中で合掌など、できたらカッコいい夢のポーズにチャレンジしてみましょう！
ただし、そのポーズに挑戦する前には体を慣らすことが必須です。
体をほぐしながら少しずつ行いましょう！

・チャレンジするときの注意点・

無理せず、自分ができる範囲でOK

無理に脚を180度開脚しようとしたり、脚がつりそうなのに前屈したりするのはNG。逆に筋肉を痛めてしまいます。自分ができる範囲でOK。痛いと思ったらそこでやめて、自分で伸ばせるところでポーズをキープするようにしましょう。

体をほぐしてから行う

急にポーズをとろうとするとケガや痛みの原因になるので、必ず筋肉や関節をほぐしてから行いましょう。紹介している順番にストレッチするとチャレンジしやすいですよ。

おすすめはお風呂上がり

入浴後は血行がよく、筋肉がほぐれているので、ポーズがやりやすい状態。逆に起きてすぐの状態だと体が起きておらず筋肉も硬いので、ポーズチャレンジは向いていません。体が温まったお風呂上がりがおすすめ。

◀動画はこちら

手のひらを床につけるのが目標！

前屈

前屈ができない人は、裏ももやお尻の筋肉が凝り固まっていることがほとんど。
PART2で紹介したストレッチと共にチャレンジしてみましょう！

前屈にチャレンジ！

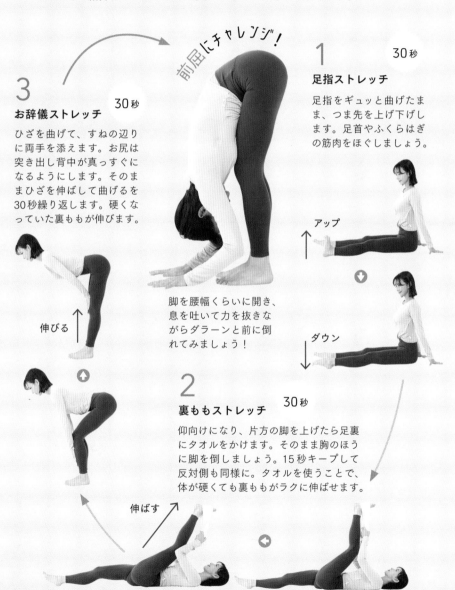

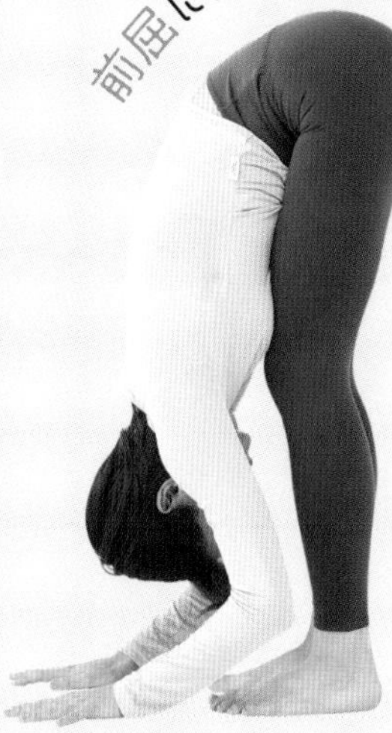

脚を腰幅くらいに開き、息を吐いて力を抜きながらダラーンと前に倒れてみましょう！

1 足指ストレッチ

30秒

足指をギュッと曲げたまま、つま先を上げ下げします。足首やふくらはぎの筋肉をほぐしましょう。

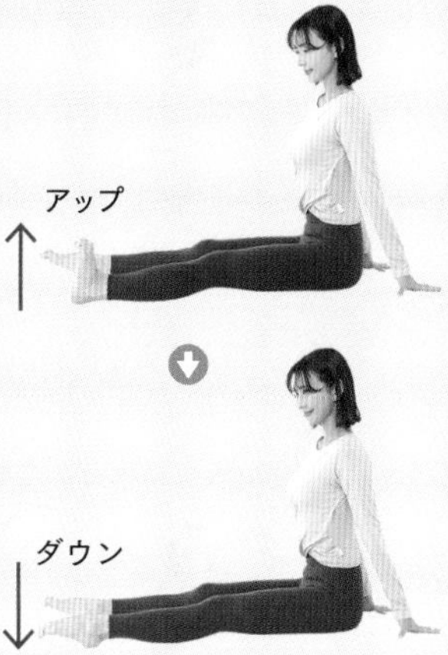

2 裏ももストレッチ

30秒

仰向けになり、片方の脚を上げたら足裏にタオルをかけます。そのまま胸のほうに脚を倒しましょう。15秒キープして反対側も同様に。タオルを使うことで、体が硬くても裏ももがラクに伸ばせます。

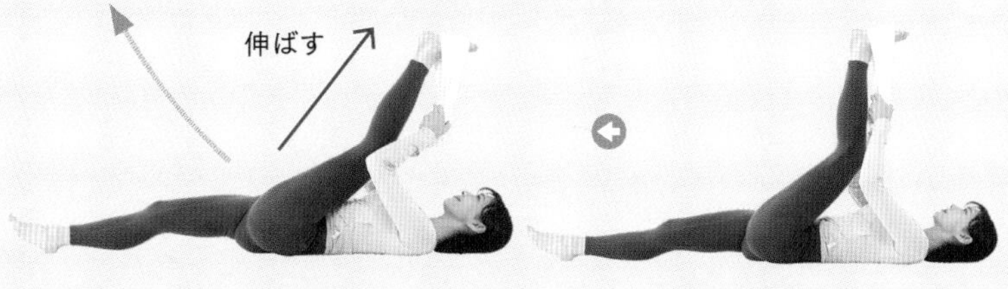

3 お辞儀ストレッチ

30秒

ひざを曲げて、すねの辺りに両手を添えます。お尻は突き出し背中が真っすぐになるようにします。そのままひざを伸ばして曲げるを30秒繰り返します。硬くなっていた裏ももが伸びます。

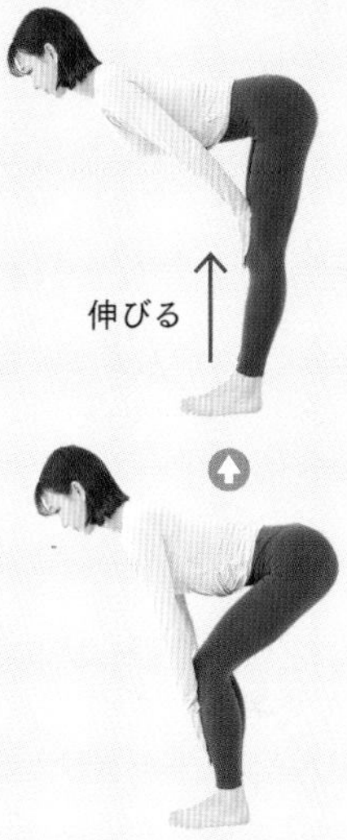

1 股関節揺らし

脚は広げられる範囲に広げて座り、片方の太ももに両手を添えたら、足全体をねじるように左右に揺らします。15秒繰り返したら反対側も同様に。凝り固まった股関節をほぐしましょう。

30秒

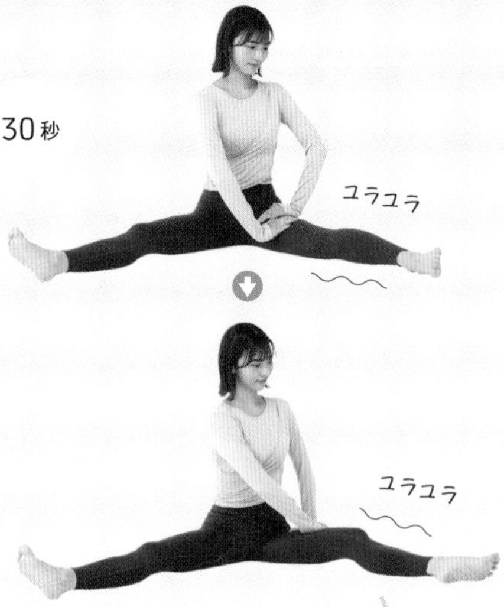

ベタッと床に体をつけるのが目標

180度開脚

180度開かなくても、150度くらいでいいので体を床にベタッとつけられるのを目標に！ 股関節周りを柔らかくするのはもちろん、骨盤を立たせる感覚をつかんでストレッチをすることが大事です。

動画は こちら ▶

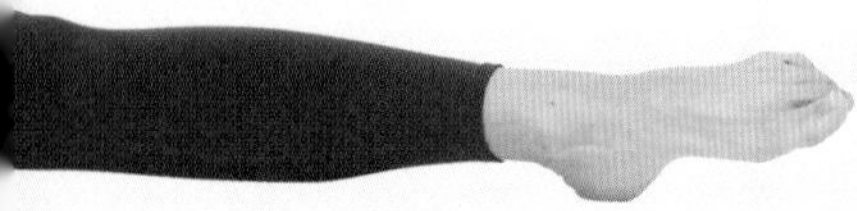

2 股関節パタパタ

両ひざを立てて座り、ひざを左右に内側にパタパタと倒します。ひざはできるだけ床に近づけるようにしましょう。30秒繰り返します。股関節の詰まりをとり、開脚しやすくします。

30秒

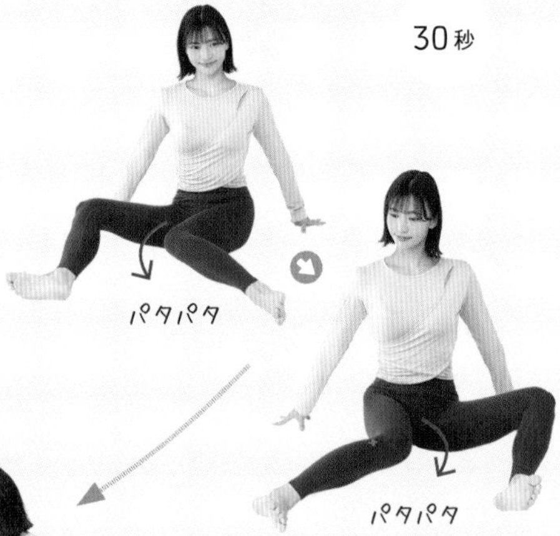

3 裏ももを伸ばす

正座の状態から左脚を伸ばしつま先を立てます。両手を床につけて、背筋を伸ばしましょう。15秒キープして反対側も同様に。裏ももが自然に伸びます。

30秒

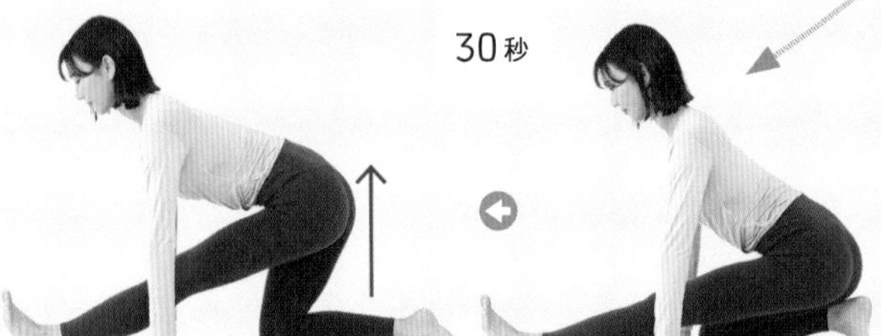

180度開脚にチャレンジ

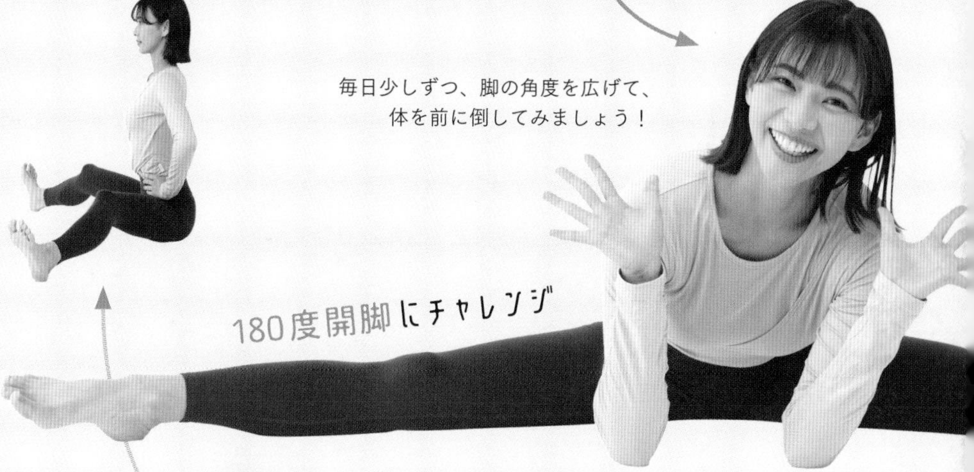

毎日少しずつ、脚の角度を広げて、
体を前に倒してみましょう！

4 屈伸

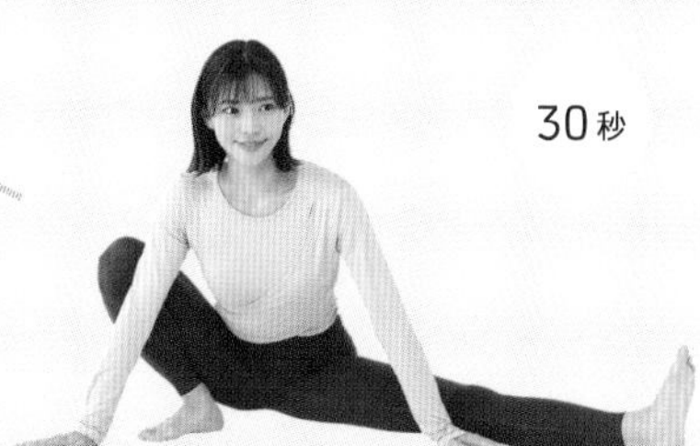

右ひざを軽く曲げて、左足を斜め前に出します。かかとは床につけましょう。両手は床に置き、右ひざを深く曲げながら体を沈めます。15秒キープして反対側も同様に。股関節が伸び、内ももと裏ももに効きます。

5 花輪

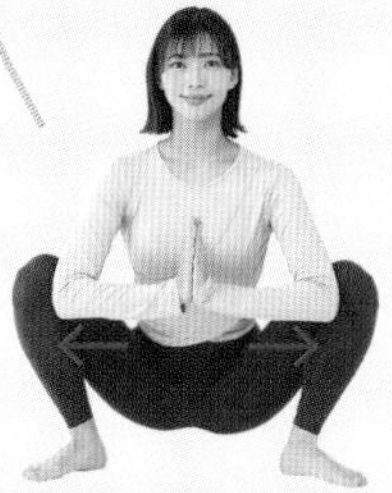

ヨガのポーズです。しゃがんだ状態で脚は肩幅に開き、つま先は45度くらいに開きます。両手を床につくか、胸の前に合わせます。足裏は床についた状態のままで30秒キープ。
余裕のある人はひじとひざを押しあうようにします。

6 骨盤を前傾・後傾させる

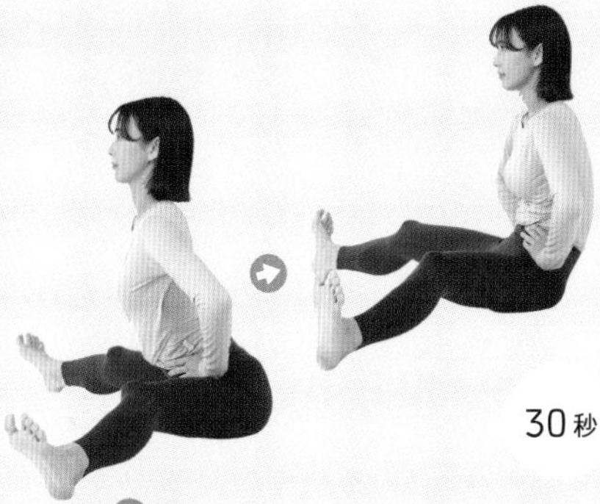

脚を開いて座ります。裏ももが痛い人は、ひざが曲がった状態でもOK。両手で腰をつかみ、骨盤を前に倒したり、後ろに倒したりを繰り返します。
脚のつけ根を動かすのがポイント。30秒繰り返しましょう。骨盤を立たせる感覚をつかむことができます。

背中の上のほうで手を合わせるのが目標！

背中で合掌

PART4や5のストレッチで紹介しているように肩甲骨周辺をほぐすと大胸筋、肩甲骨に付着する棘《きょく》下《か》筋《きん》や小円筋《しょうえんきん》がストレッチされます。
背中で合掌ができるようになると猫背や巻き肩が解消し、ボディラインもすっきりします。

◀動画はこちら

1 側屈《そっくつ》腕回《うでまわ》し

あぐらの状態になり、背筋を伸ばして両手を床につきます。息を吸いながら右腕を上げ、吐きながら体を左に傾けてゆっくり大きく腕を回します。
肩で回さず、肩甲骨から回す意識で動かしましょう。15秒回したら反対側も同様に。肩甲骨に付着する筋肉をほぐします。

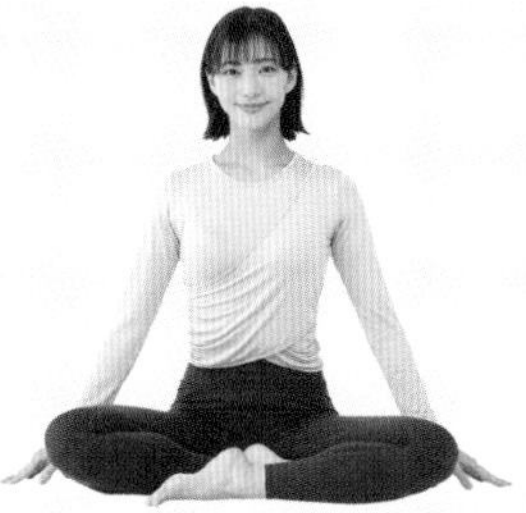

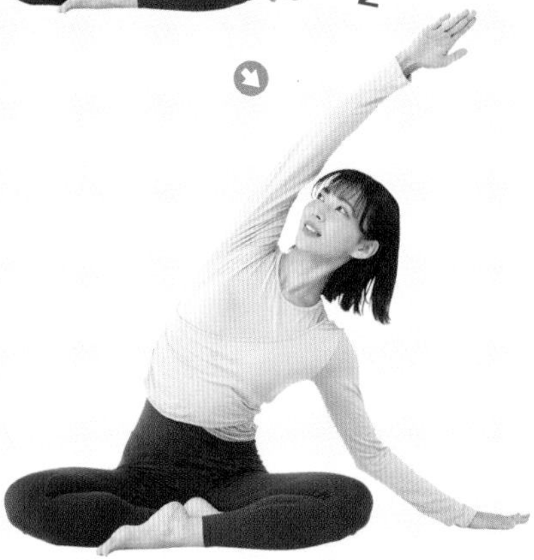

大きく回す

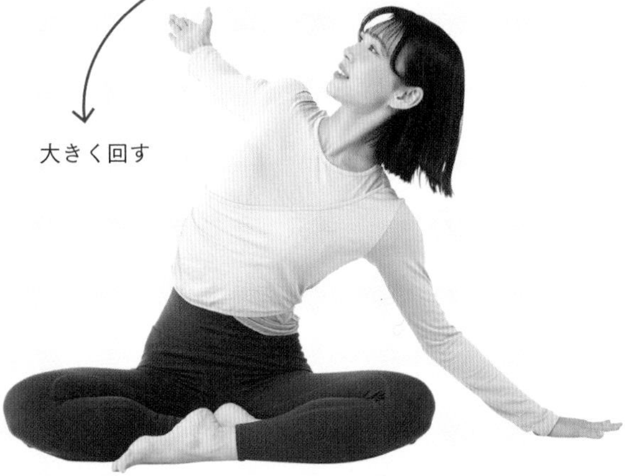

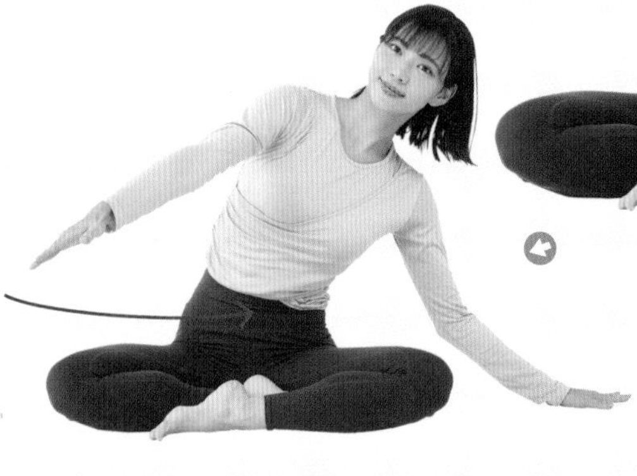

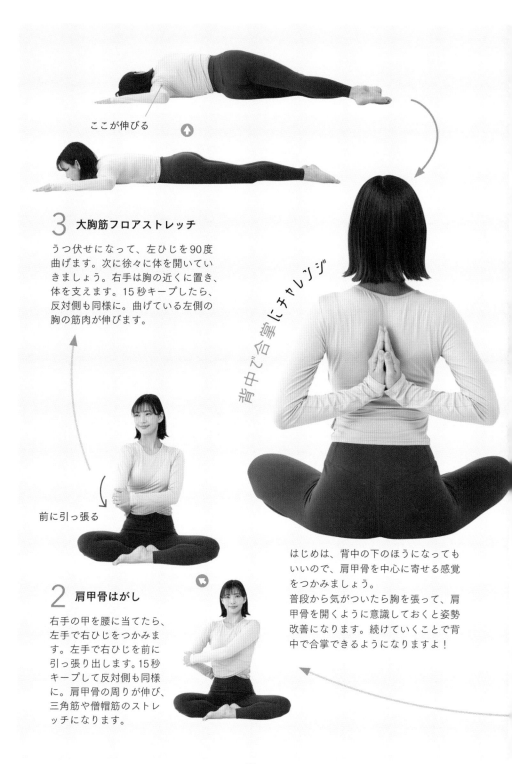

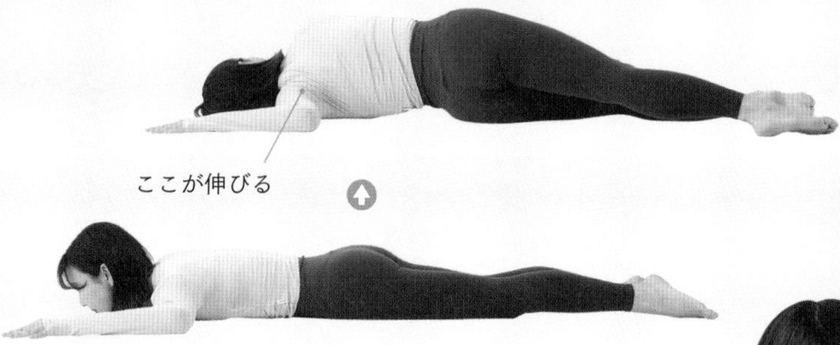
ここが伸びる

3 大胸筋フロアストレッチ

うつ伏せになって、左ひじを90度曲げます。次に徐々に体を開いていきましょう。右手は胸の近くに置き、体を支えます。15秒キープしたら、反対側も同様に。曲げている左側の胸の筋肉が伸びます。

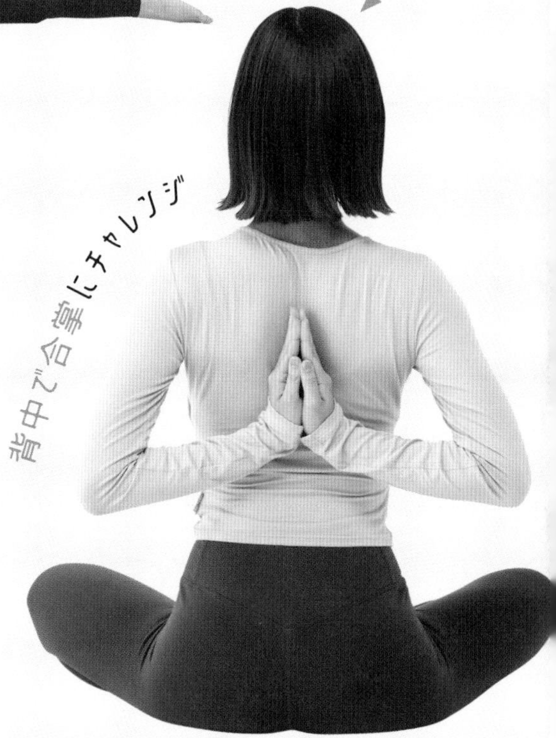
背中で合掌にチャレンジ

はじめは、背中の下のほうになってもいいので、肩甲骨を中心に寄せる感覚をつかみましょう。
普段から気がついたら胸を張って、肩甲骨を開くように意識しておくと姿勢改善になります。続けていくことで背中で合掌できるようになりますよ！

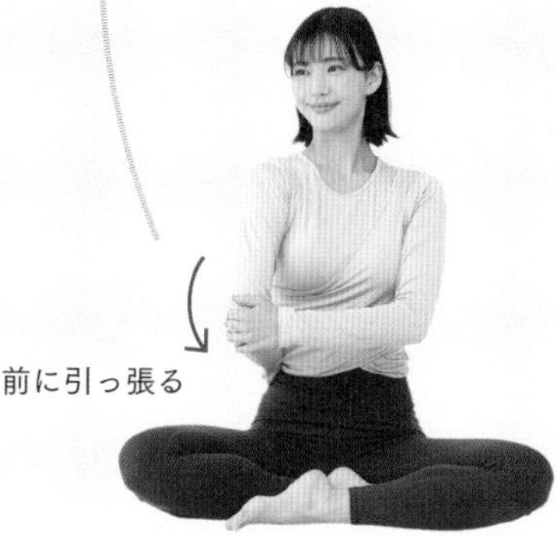
前に引っ張る

2 肩甲骨はがし

右手の甲を腰に当てたら、左手で右ひじをつかみます。左手で右ひじを前に引っ張り出します。15秒キープして反対側も同様に。肩甲骨の周りが伸び、三角筋や僧帽筋のストレッチになります。

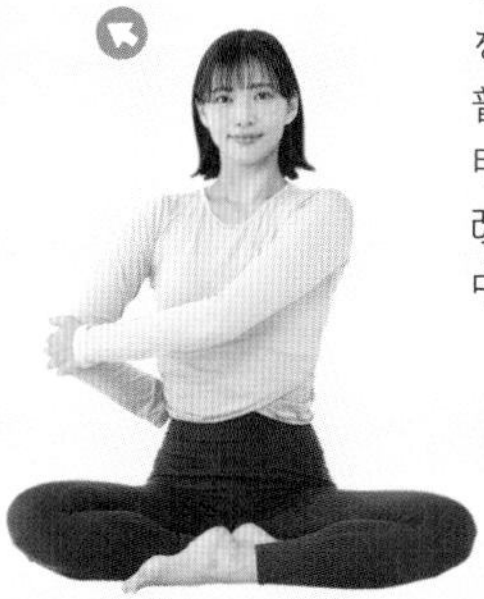

小顔効果が期待できる

スマホを見ながらできるほぐしマッサージ

スマホを何気なく見ている時間を活用して、硬くなっている筋肉をほぐしましょう。
スマホを見ながら片手でできるマッサージです。顔や頭周りの筋肉が硬いとリンパの流れが滞り、フェイスラインのむくみやたるみに繋がります。気がついたらほぐすようにしましょう。

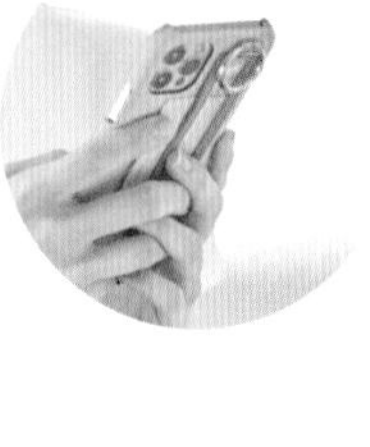

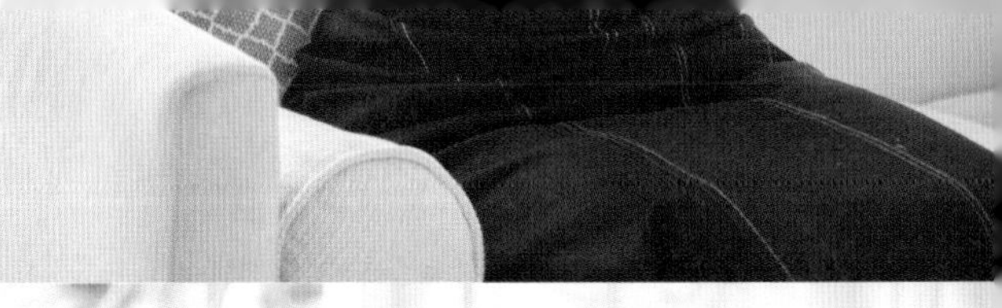

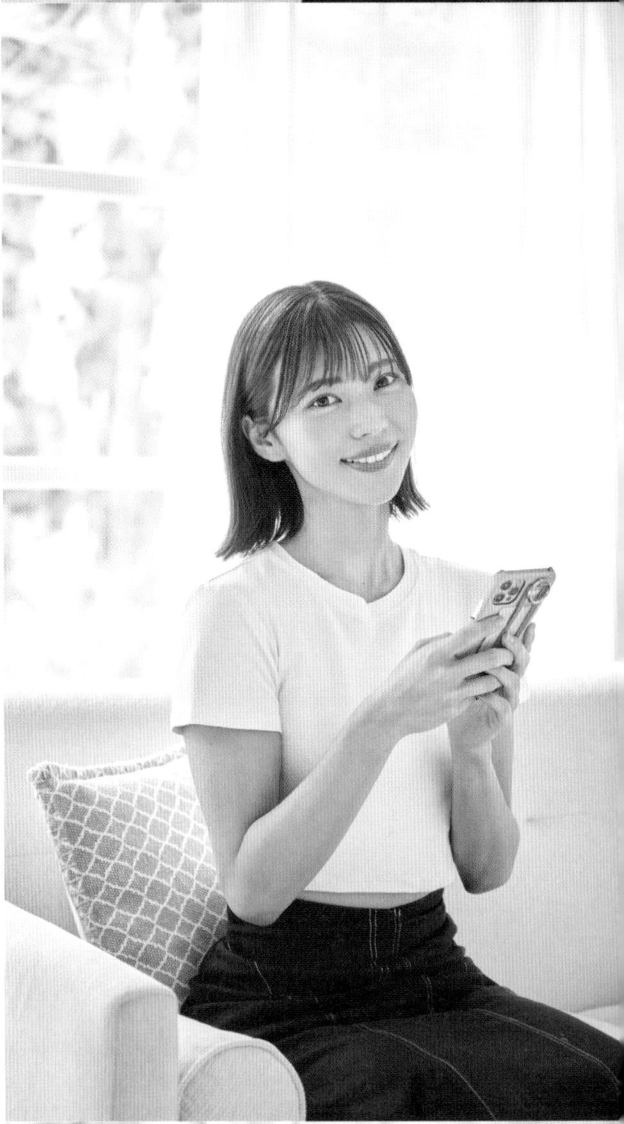

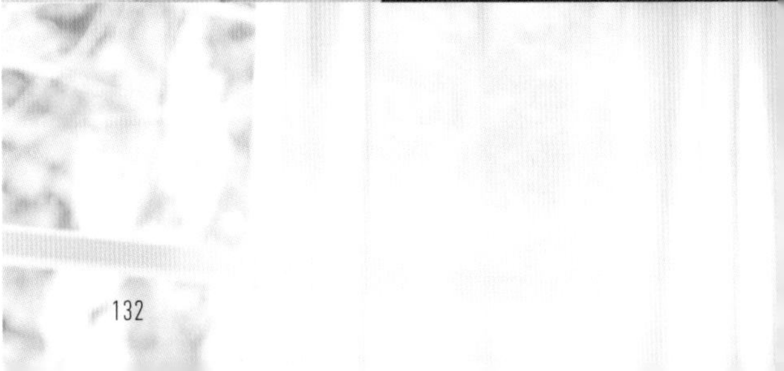

massage 1

小顔効果が期待できる咬筋マッサージ　30秒

咬筋は頬骨からフェイスラインにある筋肉で、食べ物をかむときに使います。緊張による食いしばりや硬いものをかみすぎると咬筋が硬くなってしまい、エラ張りの原因にもなります。

●頭・顔の筋肉

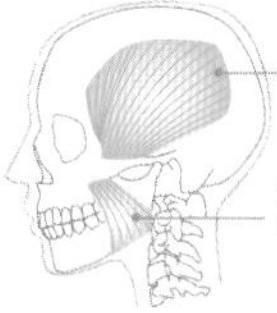

1

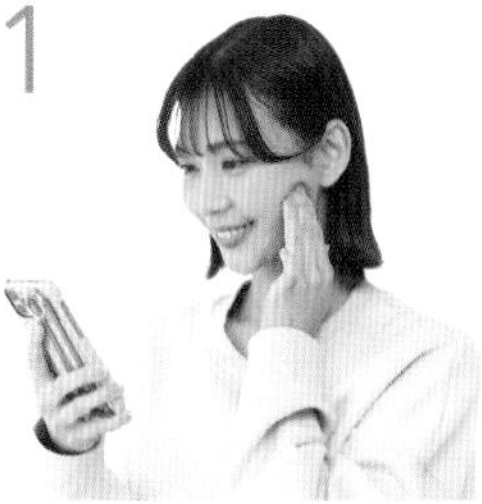

奥歯をかむと動く筋肉に指の腹を当てます。

2

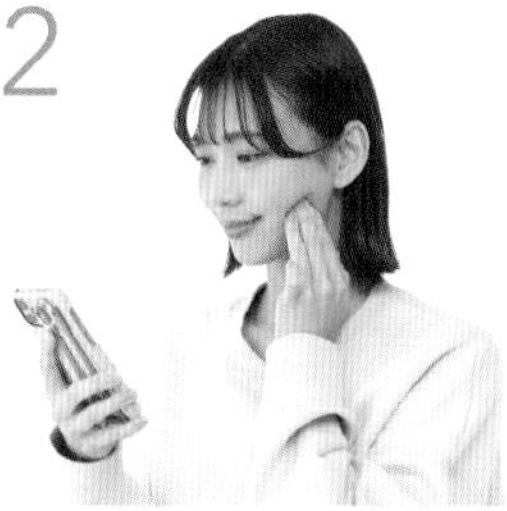

ゆっくりと円を描くように頬をマッサージします。このとき皮膚をこすらないように注意しましょう。軽く圧をかけ、筋肉を動かします。15秒マッサージしたら反対側も同様に。

massage 2

二重あごを解消　舌回しエクササイズ　30秒

口の中で舌を回すだけでOKのエクササイズです。口の周りの筋肉を鍛えることができ、二重あご解消が期待できます。唾液も分泌され口内環境の改善にも。

1

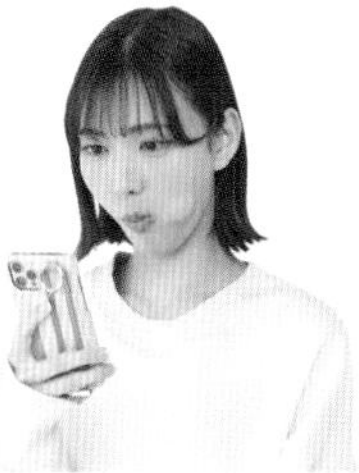

口を閉じて、舌で外側の歯茎をなぞるように時計回りで回します。

2

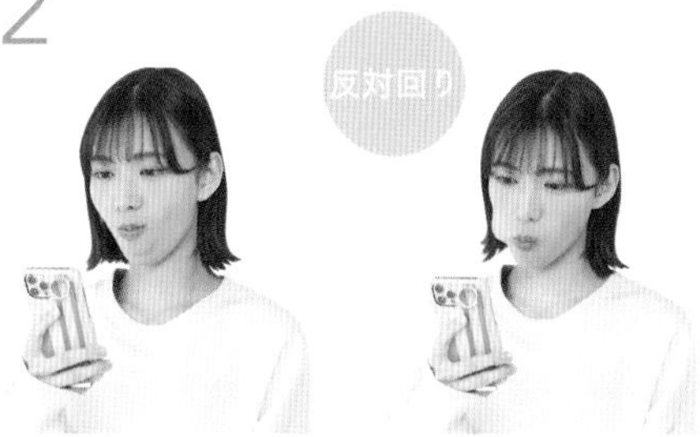

1周したら反対回りで同様に回す。30秒続けましょう。

猫背や反り腰を改善

家事をしながらストレッチ

お皿を洗いながら、レンジの調理を待ちながら…、家事の合間に硬くなった足首や背中をほぐしましょう。家事は知らぬ間に猫背や反り腰などの悪い姿勢になりがちなので、気づいたときに姿勢を正しましょう。

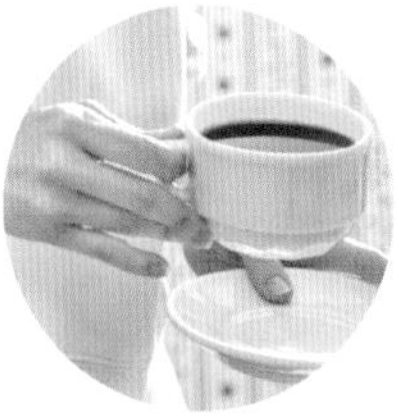

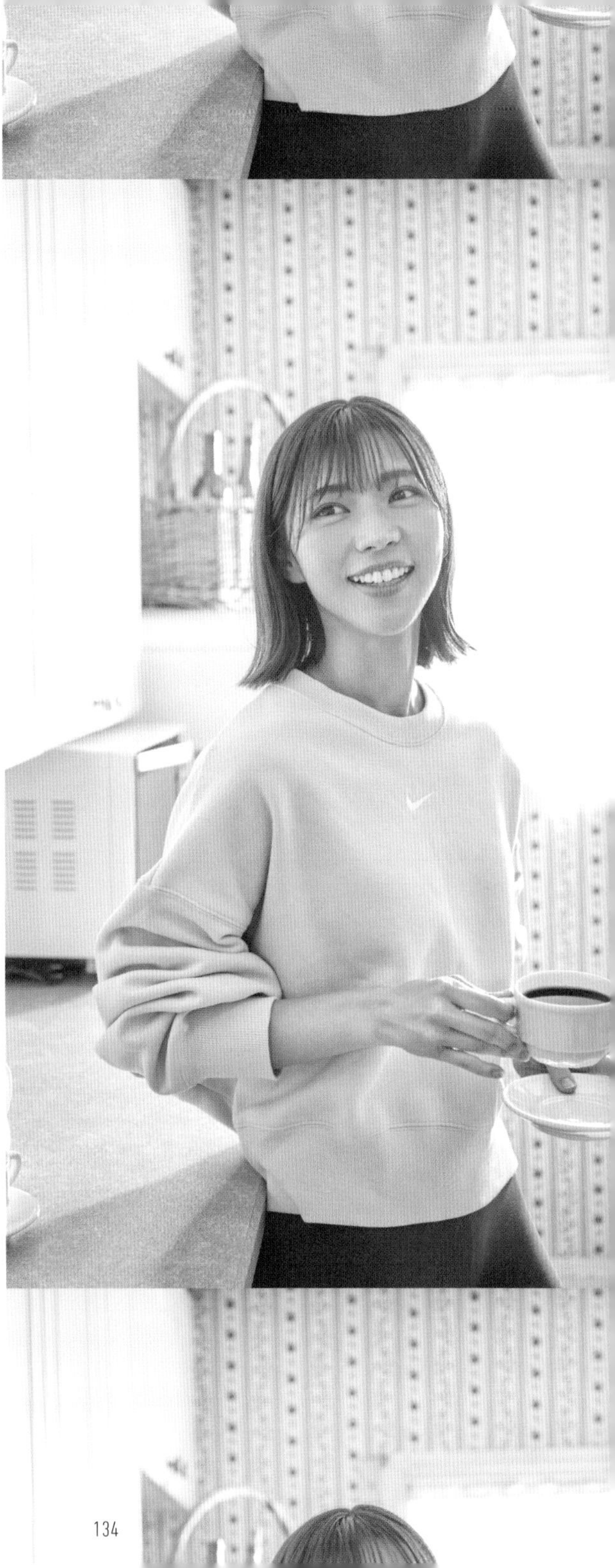

stretch 1

足指を動かす　タオルギャザー

普段、縮こまっている足の指を動かします。足裏の筋肉を鍛えることができ、足裏のアーチが戻ります。体もポカポカしてくるので、冷え性の人にもおすすめです。

1

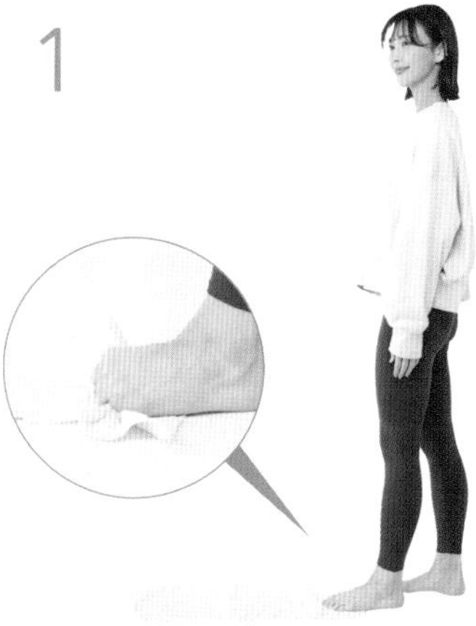

足裏の下にフェイスタオルを敷きます。

2

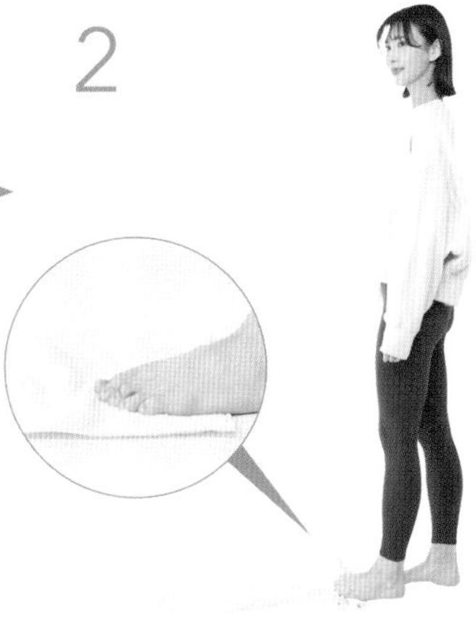

足指を大きく広げてタオルをつかんだらそのまま、引き寄せます。15 秒繰り返したら反対側も同様に。

stretch 2

猫背を改善　椅子でダウンドッグ

キッチンの流し台やダイニングの椅子を使ってできるストレッチ。家事は前屈みになる姿勢が多いので、背骨を伸ばして姿勢をよくしましょう。リラックス効果もあります。

1

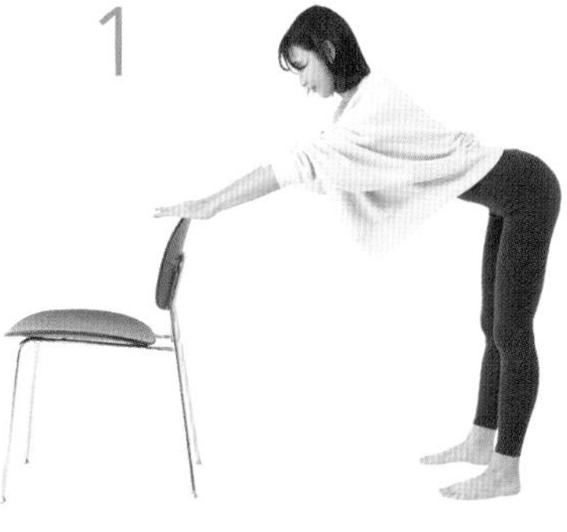

両手で流し台や椅子の背をつかみ、上半身を前に倒す。

2

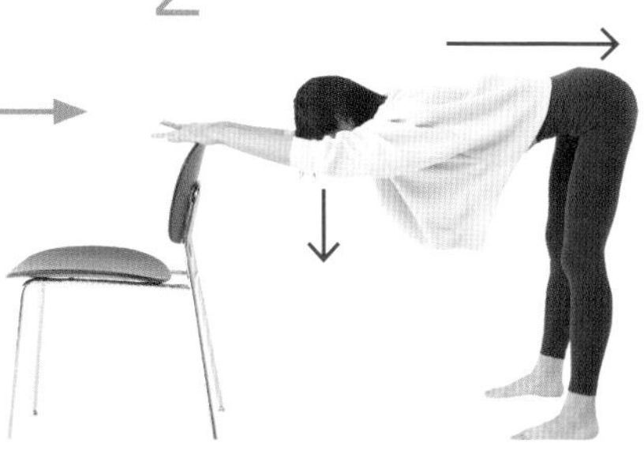

頭を少し下げてお尻を少し引いて、背骨を伸ばします。30秒キープを。

リフレッシュにおすすめ

仕事の合間にできるストレッチ

仕事の休憩時間に、デスクワークで縮こまったお尻の筋肉を伸ばしたりパソコン作業による眼精疲労を解消しましょう。少し体を動かすだけでも血行がよくなり、リフレッシュになります。

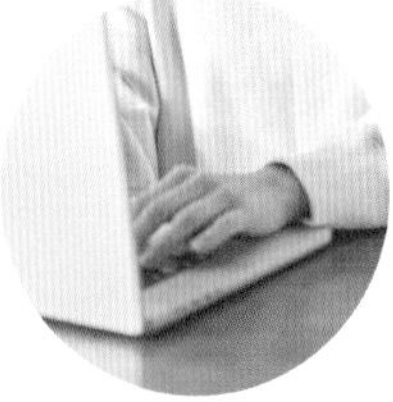

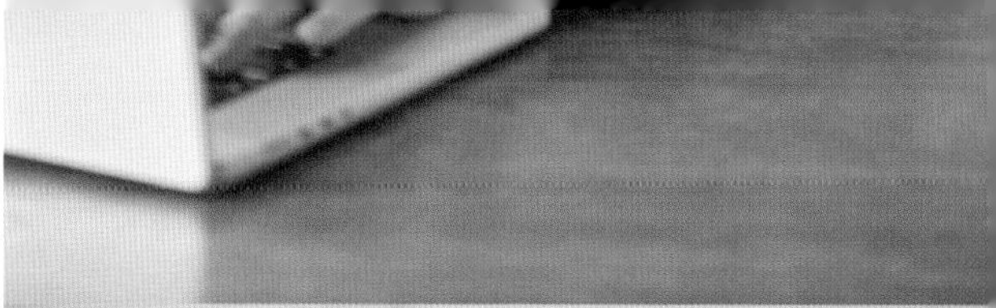

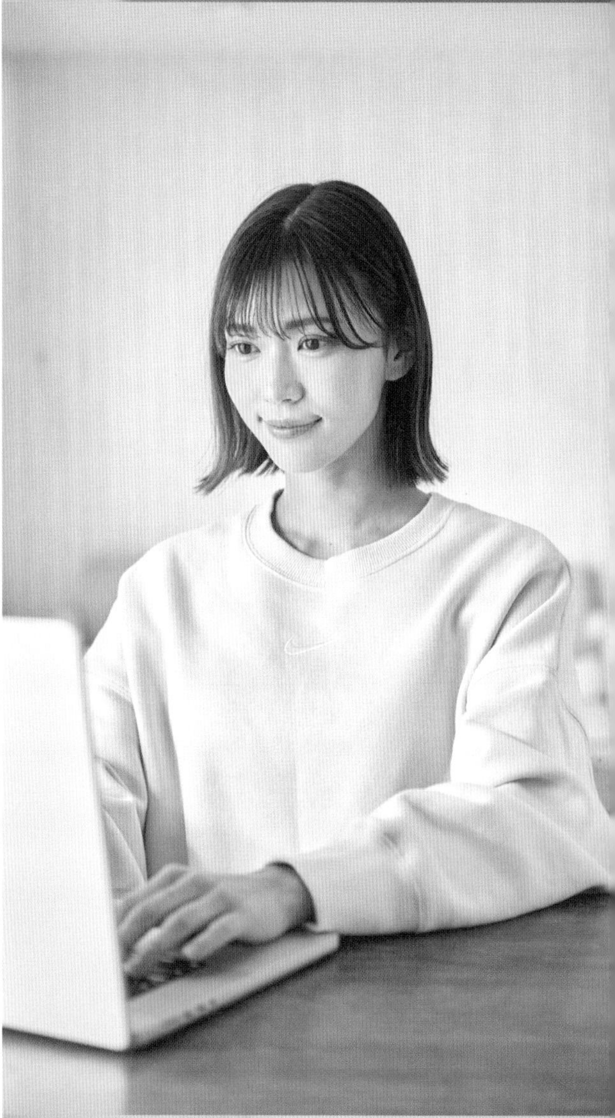

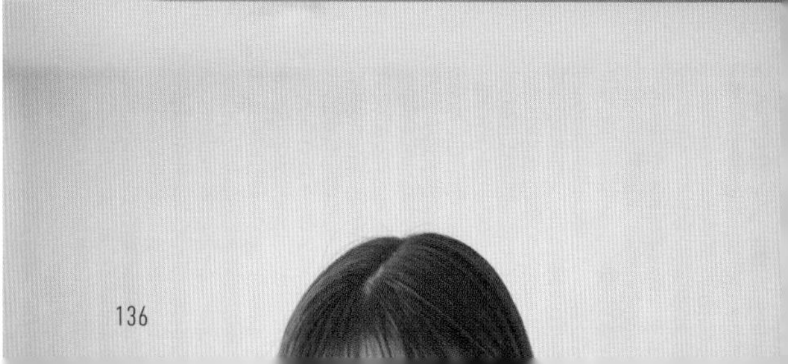

massage 1

目の疲れに効く 側頭筋マッサージ

30秒

側頭筋は耳の上にある筋肉。食べ物を咀嚼するときに使われます。
マッサージすることで目の疲れをやわらげます。頬の筋肉と繋がっているのでフェイスラインのたるみにも効きます。

● 頭・顔の筋肉

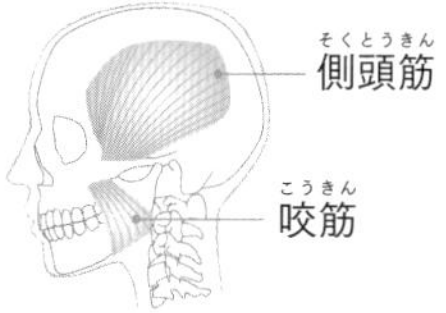

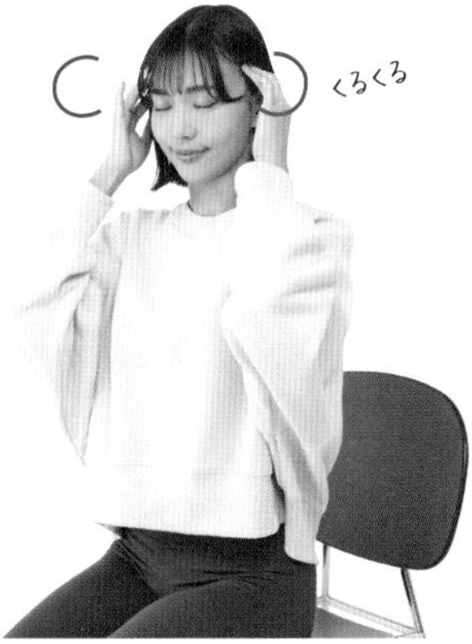

指の腹でこめかみの上の辺りを押さえて、ゆっくりくるくる回します。30秒ほど続けましょう。

stretch 1

腰痛に効く　4の字お尻伸ばし

オフィスで椅子に座ったままできるストレッチ。
デスクワークで潰れている大殿筋をほぐします。腰痛改善におすすめです。

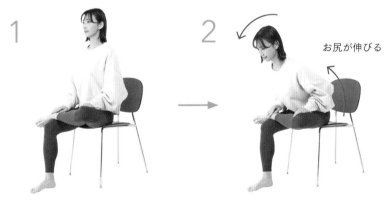

1

椅子に座った状態で、左脚を右脚の太ももに4の字に組んで乗せます。

2

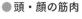

上半身を真っすぐ伸ばしたまま、前に倒して、お尻の筋肉を伸ばします。15秒キープしたら反対側も同様に。

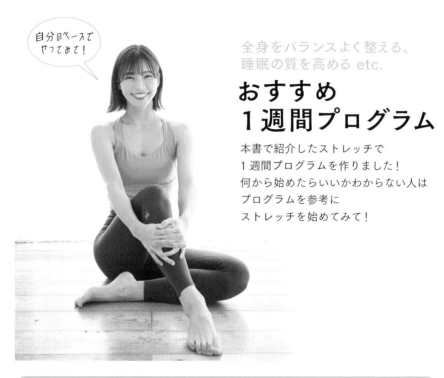

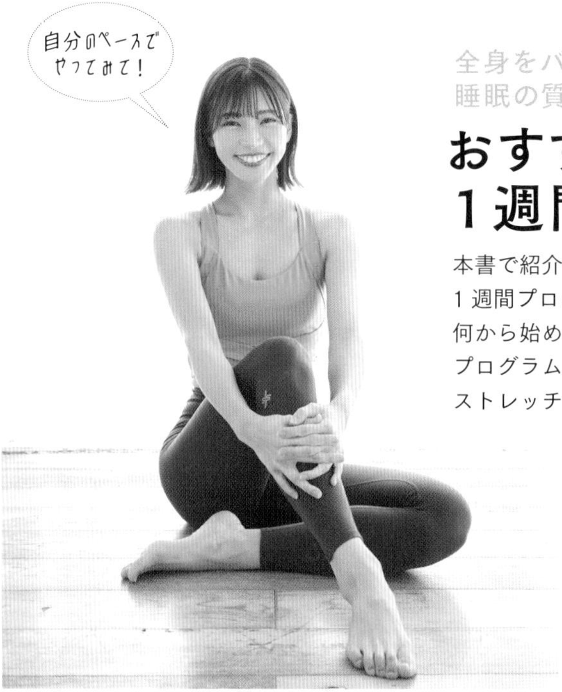
自分のペースで
やってみて！

全身をバランスよく整える、
睡眠の質を高める etc.

おすすめ
1週間プログラム

本書で紹介したストレッチで
1週間プログラムを作りました！
何から始めたらいいかわからない人は
プログラムを参考に
ストレッチを始めてみて！

何から始めればいいかわからない人のための1週間プログラム

Point　股関節、肩甲骨周り、足関節周りなど
毎日全身をバランスよくストレッチしましょう！

1日目	1	足指グーほぐし ▶▶▶ P.80	2	股関節揺らし ▶▶▶ P.128	3	側屈腕回し ▶▶▶ P.130
2日目	1	胸・背中マッサージ ▶▶▶ P.112	2	タオルでY字ストレッチ ▶▶▶ P.118	3	椅子でダウンドッグ ▶▶▶ P.135
3日目	1	すねを挟んでマッサージ ▶▶▶ P.76	2	Catポーズ ▶▶▶ P.94	3	大胸筋フロアストレッチ ▶▶▶ P.114
4日目	1	タオルでY字ストレッチ ▶▶▶ P.118	2	4の字ストレッチ ▶▶▶ P.62	3	椅子でダウンドッグ ▶▶▶ P.135
5日目	1	胸・背中マッサージ ▶▶▶ P.112	2	タオルでW字ストレッチ ▶▶▶ P.122	3	お尻後ろ歩き ▶▶▶ P.50
6日目	1	股関節パタパタ ▶▶▶ P.42	2	ピジョンストレッチ ▶▶▶ P.64	3	側屈腕回し ▶▶▶ P.130
7日目	1	Catポーズ ▶▶▶ P.94	2	三日月のポーズ ▶▶▶ P.44	3	ハイニー ▶▶▶ P.46

睡眠の質を高めるプログラム

Point　背骨の周辺をほぐすことで自律神経を整えます。
大きな筋肉を緩めることで血流もよくしましょう。

1日目	1	胸鎖乳突筋ほぐし ▶▶▶ P.100	2	うさぎのポーズ ▶▶▶ P.102	3	僧帽筋ストレッチ ▶▶▶ P.104
2日目	1	側頭筋マッサージ ▶▶▶ P.137	2	大胸筋フロアストレッチ ▶▶▶ P.114	3	ツイストキャット ▶▶▶ P.98
3日目	1	胸鎖乳突筋ほぐし ▶▶▶ P.100	2	Catポーズ ▶▶▶ P.94	3	タオルでW字ストレッチ ▶▶▶ P.122
4日目	1	肩甲骨プッシュアップ ▶▶▶ P.116	2	タオルでW字ストレッチ ▶▶▶ P.122	3	股関節パタパタ ▶▶▶ P.42
5日目	1	胸鎖乳突筋ほぐし ▶▶▶ P.100	2	僧帽筋ストレッチ ▶▶▶ P.104	3	三日月のポーズ ▶▶▶ P.44
6日目	1	4の字ストレッチ ▶▶▶ P.62	2	お尻後ろ歩き ▶▶▶ P.50	3	ダウンドッグ ▶▶▶ P.74
7日目	1	股関節パタパタ ▶▶▶ P.42	2	ピジョンストレッチ ▶▶▶ P.64	3	うさぎのポーズ ▶▶▶ P.102

全身の歪みを整える

Point　歪みやすい骨盤周辺と肩周りに交互にアプローチします。
足指も動かして足裏のアーチの改善にも。

1日目	1	かかと上げ・足指ストレッチ ▶▶▶ P.86	2	タオルギャザー ▶▶▶ P.135	3	4の字ストレッチ ▶▶▶ P.62
2日目	1	咬筋マッサージ ▶▶▶ P.133	2	Catポーズ ▶▶▶ P.94	3	大胸筋フロアストレッチ ▶▶▶ P.114
3日目	1	股関節パタパタ ▶▶▶ P.42	2	屈伸 ▶▶▶ P.129	3	花輪 ▶▶▶ P.129
4日目	1	胸・背中マッサージ ▶▶▶ P.112	2	Catポーズ ▶▶▶ P.94	3	ツイストキャット ▶▶▶ P.98
5日目	1	三日月のポーズ ▶▶▶ P.44	2	4の字ストレッチ ▶▶▶ P.62	3	ハーフブリッジ ▶▶▶ P.52
6日目	1	タオルでY字ストレッチ ▶▶▶ P.118	2	タオルでW字ストレッチ ▶▶▶ P.122	3	大胸筋フロアストレッチ ▶▶▶ P.114
7日目	1	股関節パタパタ ▶▶▶ P.42	2	カエル足ストレッチ ▶▶▶ P.54	3	ハーフブリッジ ▶▶▶ P.52

体の不調、ボディラインの崩れ

お悩み別 おすすめエクササイズ

腰痛、肩コリなどの体の不調やヒップアップ、美脚などの
ボディラインのお悩み別におすすめのエクササイズを本書からセレクト！
特に気になるところは念入りに行いましょう！

腰痛が取れるエクササイズ3選

1 お尻体重乗せマッサージ ▶▶▶ P.60

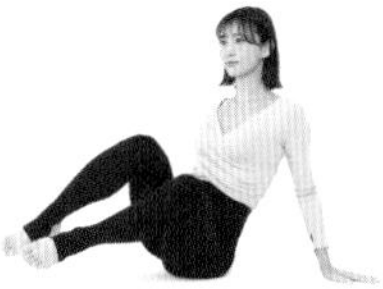

2 4の字ストレッチ ▶▶▶ P.62

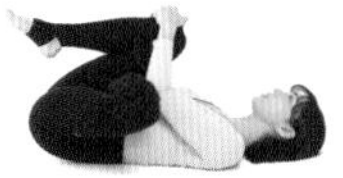

3 Catポーズ ▶▶▶ P.94

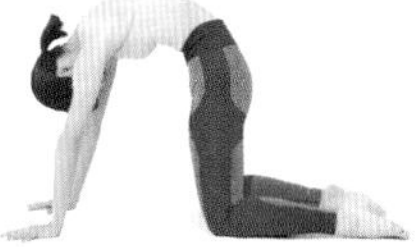

肩コリ解消エクササイズ3選

1 僧帽筋ストレッチ ▶▶▶ P.104

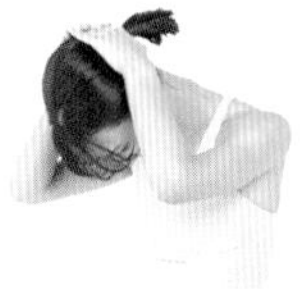

2 大胸筋フロアストレッチ ▶▶▶ P.114

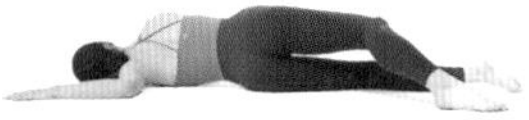

3 前鋸筋ストレッチ ▶▶▶ P.96

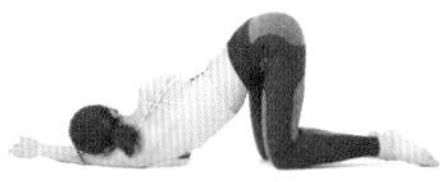

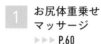

冷えに効くエクササイズ3選

1 股関節パタパタ ▶▶▶ P.42

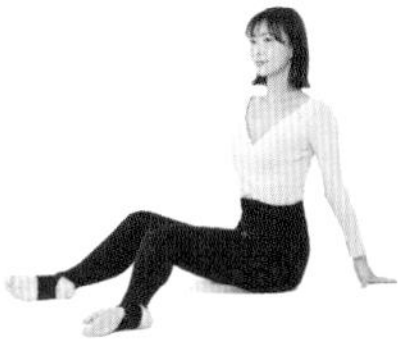

2 肩甲骨プッシュアップ ▶▶▶ P.116

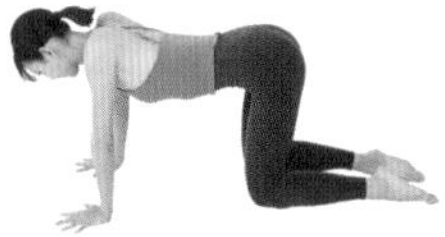

3 ツイストキャット ▶▶▶ P.98

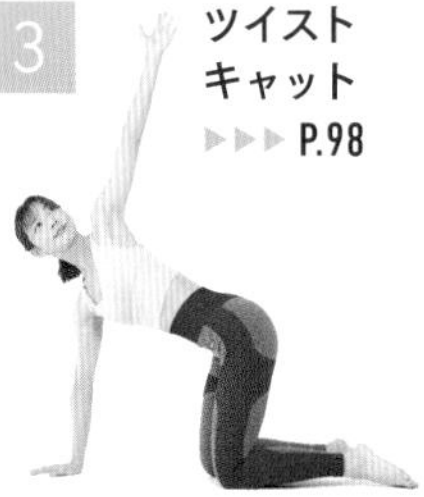

むくみが取れるエクササイズ３選

1 正座でフラミンゴ
▶▶▶ P.78

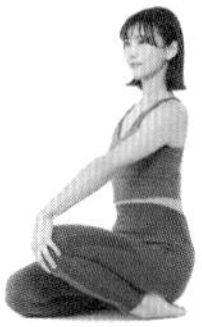

2 三日月のポーズ
▶▶▶ P.44

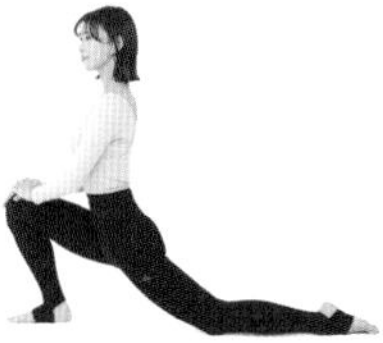

3 かかと上げ下げ
▶▶▶ P.84

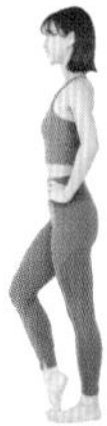

垂れたお尻に効くエクササイズ３選

1 ピジョンストレッチ
▶▶▶ P.64

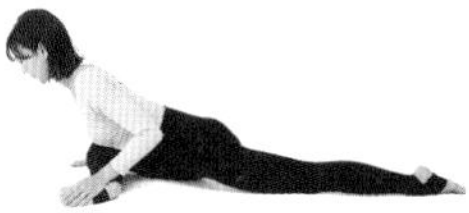

2 ハイニー
▶▶▶ P.46

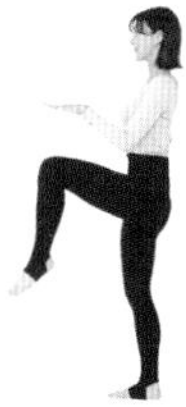

3 ハーフブリッジ
▶▶▶ P.52

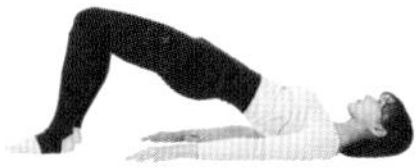

美脚に効くエクササイズ３選

1 すねを挟んでマッサージ
▶▶▶ P.76

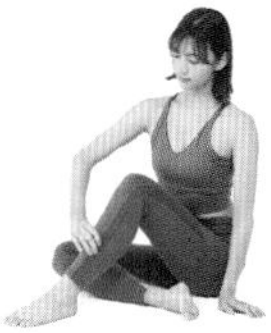

2 お辞儀ストレッチ
▶▶▶ P.48

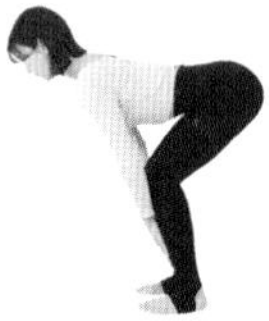

3 ひざパカエクササイズ
▶▶▶ P.58

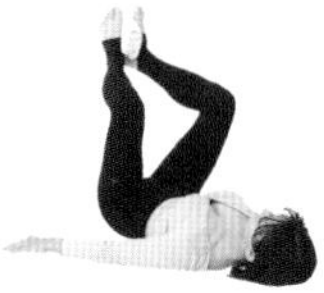

ウエストのくびれに効くエクササイズ３選

1 三日月のポーズ
▶▶▶ P.44

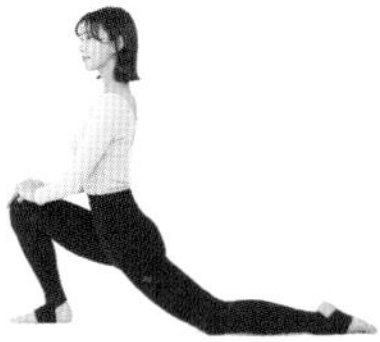

2 カエル足ストレッチ
▶▶▶ P.54

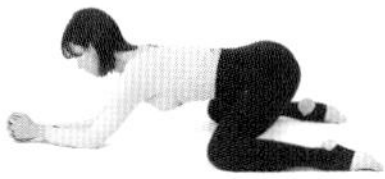

3 ハイニー
▶▶▶ P.46

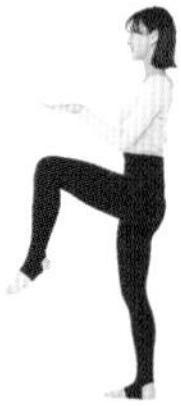

おわりに

本書を最後までお読みいただきありがとうございました。

ストレッチやヨガを続ければ体が柔らかくなると言われても、実際に続けるのはなかなか難しいですよね。

はじめは体が硬くて伸ばすのも精一杯だったり、全然ポーズが取れなかったりしても大丈夫！

自分のペースで続けていただくことが大切なんです。

毎日、ストレッチすることで、自分の体と向き合うことができ、ちょっとした不調や変化にも気づきやすくなります。

そんな積み重ねが健やかな心身作りに一番重要だと思っています。

「ほぐしストレッチ」は緩める＋伸ばす＋活性化させるの３ｓｔｅｐ、90秒で終わるうえ、難しいポーズはありません。

１日のうちに90秒だけでも、ストレッチを行う時間を作っていただけると、体は少しずつ柔らかくなるはずです。皆さんの日常生活に「ほぐしストレッチ」を組み込んでいただければと思います。

さらに本書では、スマホを見ながら、家事をしながら、お仕事しながらなど気軽にできる、「ながらストレッチ」も紹介しました。時間がないときは、ぜひ

「ながらストレッチ」だけでもやってみてくださいね。

本書が皆さんの健康づくりの一助となれば
嬉しいです。

令和5年　3月　西林さき

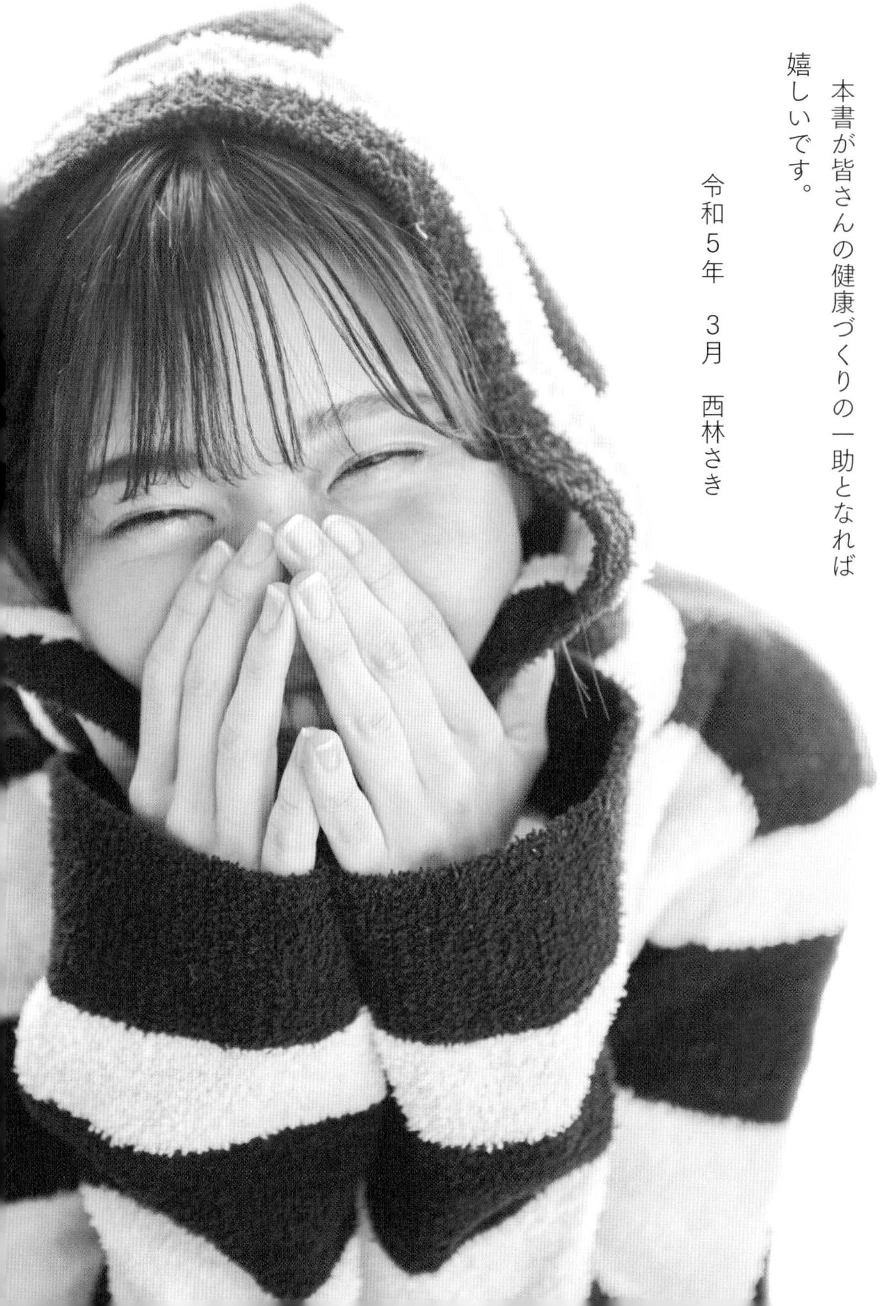

著者 ● 西林さき

ヨガインストラクター。「ヨガをみんなの日常に」をモットーに活動。自身が運営するYouTube動画サイト「さきヨガちゃんねる」は初心者でも実践しやすいと評判で、登録者数は20万人を突破。ミス・ワールド2018ミスヨガ賞受賞。

- YouTube：@sakiyoga1206
- Instagram：@sakiyoga1206
- Twitter：@sakiyoga1206
- LINE：@sakiyoga1206

STAFF

デザイン	柿沼みさと
イラスト	きくちりえ
撮　影	小嶋文子
撮影協力	阿部　望
ヘアメイク	長谷川真実
協　力	さきヨガちゃんねるスタッフ
校　正	株式会社鷗来堂
編集・制作	百田なつき
企画・編集	石塚陽樹（マイナビ出版）

90秒でみるみる体が柔らかくなる

さきヨガ　ほぐしストレッチ

2023年3月30日　初版第1刷発行

著　者	西林さき
発行者	角竹輝紀
発行所	株式会社マイナビ出版
	〒101-0003
	東京都千代田区一ツ橋2-6-3　一ツ橋ビル2F
	TEL：0480-38-6872（注文専用ダイヤル）
	TEL：03-3556-2731（販売部）
	TEL：03-3556-2735（編集部）
	MAIL：pc-books@mynavi.jp
	URL：https://book.mynavi.jp
印　刷	シナノ印刷株式会社

＜注意事項＞
・本書の一部または全部について個人で使用するほかは、著作権法上、著作権者および株式会社マイナビ出版の承諾を得ずに無断で複写、複製することは禁じられています。
・本書についてのご質問がありましたら、上記メールアドレスにお問い合わせください。インターネット環境がない方は、往復ハガキまたは返信切手、返信用封筒を同封の上、株式会社マイナビ出版　編集第2部書籍編集1課までお送りください。
・本書に掲載の情報は2023年3月現在のものです。そのためお客様がご利用されるときには情報や価格などが変更されている場合がございます。
・乱丁・落丁についてのお問い合わせは、TEL：0480-38-6872（注文専用ダイヤル）、電子メール：sas@mynavi.jpまでお願いいたします。
・本書中の会社名、商品名は、該当する会社の商標または登録商標です。

定価はカバーに記載しております。

©2023 Saki Nishibayashi
©2023 Mynavi Publishing Corporation

ISBN 978-4-8399-8223-2
Printed in Japan